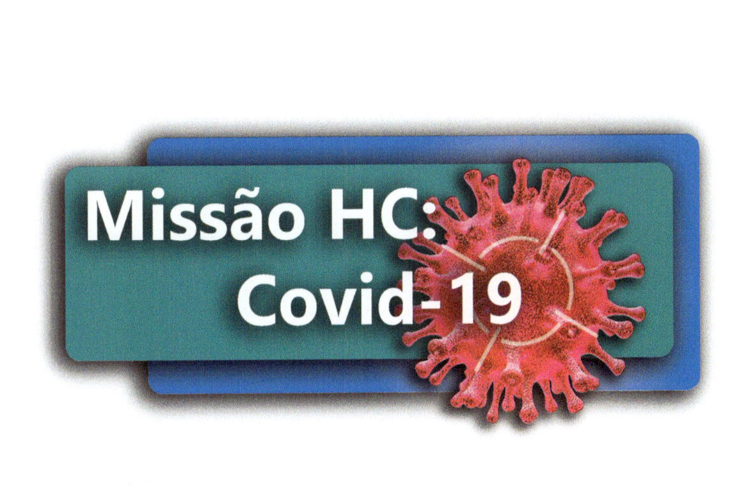
Missão HC:
Covid-19

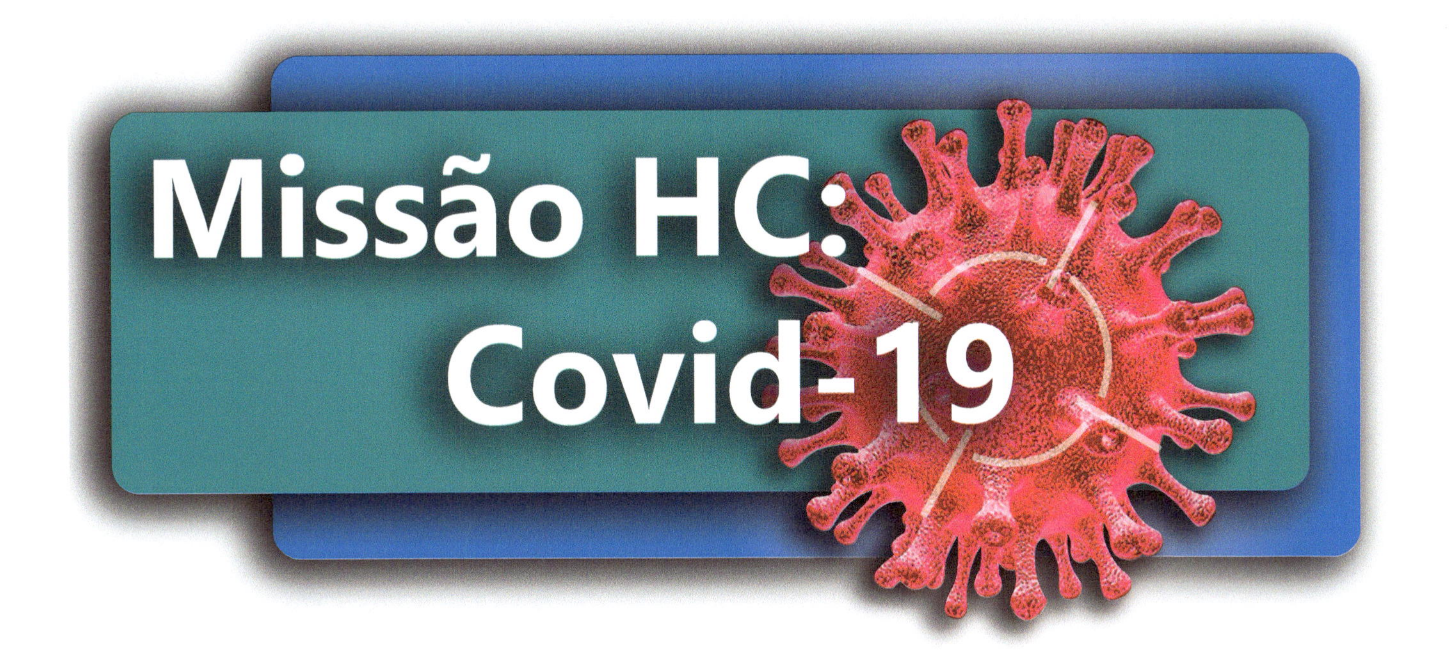

Edivaldo M. Utiyama
Eloisa Silva Dutra de Oliveira Bonfá
Aluísio Augusto Cotrim Segurado

2024

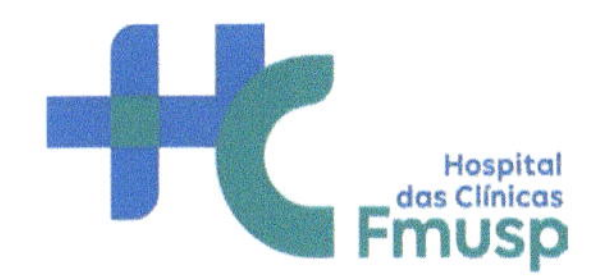

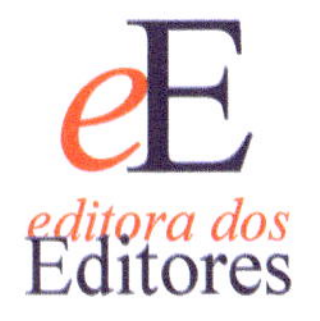

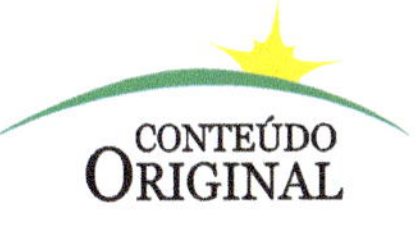

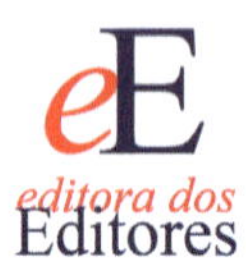

Missão HC: Covid-19

Realização: Hospital das Clínicas da Faculdade de Medicina da Universidade de São Paulo

Apoio: Fundação de Amparo à Pesquisa do Estado de São Paulo

Projeto Editorial e Conteúdo: Quintal 22
Diretora Executiva: Anna Costa
Redação: Mitse Goulias, Patrícia Magrini

Produção editorial, projeto gráfico, diagramação e capa: MKX EDITORIAL

Impresso no Brasil
Printed in Brazil
1ª impressão – 2024

Editora dos Editores
São Paulo: Rua Marquês de Itu,408 - sala 104
Centro.
(11) 2538-3117
Rio de Janeiro: Rua Visconde de Pirajá, 547 - sala 1121
Ipanema.
www.editoradoseditores.com.br

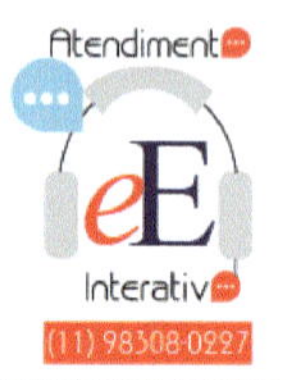

Dados Internacionais de Catalogação na Publicação (CIP)
(Câmara Brasileira do Livro, SP, Brasil)

Missão HC : covid-19 / organização Edivaldo M. Utiyama, Eloisa Silva Dutra de Oliveira Bonfá, Aluísio Augusto Cotrim Segurado. -- 1. ed. -- São Paulo : Editora dos Editores, 2024.

Vários colaboradores.
Bibliografia.
ISBN 978-65-6103-019-9

1. Coronavírus (COVID-19) - Aspectos da saúde 2. COVID-19 - Pandemia
3. Hospital das Clínicas da Faculdade de Medicina da Universidade de São Paulo
4. Saúde pública 5. Sistema Único de Saúde (Brasil) I. Utiyama, Edivaldo M.
II. Bonfá, Eloisa Silva Dutra de Oliveira. III. Segurado, Aluísio Augusto Cotrim.

24-208346 CDD-614.44

Índices para catálogo sistemático:
1. COVID-19 : Pandemia : Controle e prevenção : Saúde pública 614.44

Aline Graziele Benitez - Bibliotecária - CRB-1/3129

Coordenadores

Edivaldo Massazo Utiyama

Professor Titular da Disciplina de Cirurgia Geral e Trauma do Departamento de Cirurgia da Faculdade de Medicina da Universidade de São Paulo. Chefe do Departamento de Cirurgia da Faculdade de Medicina da Universidade de São Paulo. Diretor Clínico do Hospital das Clínicas da Faculdade de Medicina da Universidade de São Paulo.

Eloisa Silva Dutra de Oliveira Bonfá

Professora Titular da Disciplina de Reumatologia da Faculdade de Medicina da Universidade de São Paulo. Diretora da Faculdade de Medicina da Universidade de São Paulo.

Aluisio Augusto Cotrim Segurado

Professor Titular do Departamento de Moléstias Infecciosas e Parasitárias da Faculdade de Medicina da USP, Pró-Reitor de Graduação da Universidade de São Paulo.

Colaboradores

Adilson Bretherick

Diretor Finaneiro do Hospital das Clínicas da Faculdade de Medicina da Universidade de São Paulo.

Alberto José da Silva Duarte

Professor Titular da Disciplina de Patologia Clínica do Departamento de Patologia da Faculdade de Medicina da Universidade de São Paulo. Diretor da Divisão de Laboratório Central do Hospital das Clínicas da Faculdade de Medicina da Universidade de São Paulo, durante a Pandemia da Covid-19.

Alessandra Pereira

Diretora Executiva do Instituto de Psiquiatria do Hospital das Clínicas da Faculdade de Medicina da Universidade de São Paulo.

Alfredo Jose Mansur

Professor Livre Docente, Diretor de Corpo Clínico e Diretor da Unidade Clínica de Ambulatório Geral do Instituto do Coração do Hospital das Clínicas da Faculdade de Medicina da Universidade de São Paulo.

Amanda Cardoso Montal

Médica da Gestão Assistencial Corporativa da Diretoria Clínica e Coordenadora de Operações Eletivas da Diretoria Clínica do Hospital das Clínicas da Faculdade de Medicina da Universidade de São Paulo.

Ana Catharina de Seixas Santos Nastri

Médica Diretora Técnica de Saúde I da Divisão de Moléstias Infecciosas e Parasitárias do Instituto Central do Hospital das Clínicas da Faculdade de Medicina da Universidade de São Paulo.

Ana Claudia Latronico Xavier

Professora Titular do Departamento de Clínica Médica, Disciplina de Endocrinologia e Metabologia da Faculdade de Medicina da Universidade de São Paulo.

Ana Rúbia Alcantara

Enfermeira do Grupo de Controle e Infecção Hospitalar do Hospital das Clínicas da Faculdade de Medicina da Universidade de São Paulo.

Anna Miethke Morais

Médica da Gestão Assistencial Corporativa da Diretoria Clínica e Coordenadora de Planejamento, Ensino e Pesquisa Assistencial da Diretoria Clínica do Hospital das Clínicas da Faculdade de Medicina da Universidade de São Paulo.

Anna Sara Shafferman Levin

Professora Titular do Departamento de Moléstias Infecciosas e Parasitárias da Faculdade de Medicina da Universidade de São Paulo e Coordenadora do Grupo de Controle e Infecção Hospitalar do Hospital das Clínicas da Faculdade de Medicina da Universidade de São Paulo.

Antonio Jose Rodrigues Pereira

Superintendente do Hospital das Clínicas da Faculdade de Medicina da Universidade de São Paulo.

Aurora Rosaria Pagliara Waetge

Diretora de Corpo Clínico do Instituto da Criança e do Adolescente do Hospital das Clínicas da Faculdade de Medicina da Universidade de São Paulo.

Bianca Leal de Almeida

Médica Preceptora do Programa de Residência Médica em Infectologia do Hospital das Clínicas da Faculdade de Medicina da Universidade de São Paulo, no período do enfrentamento à Covid-19.

Bruno Adler Maccagnan Besen

Médico Assistente da Unidade de Terapia Intensiva do Serviço de Clínica Médica de Emergência do Hospital das Clínicas da Faculdade de Medicina da Universidade de São Paulo. Supervisor do Programa de Residência Médica em Medicina Intensiva da Faculdade de Medicina da Universidade de São Paulo.

Carlos Roberto Ribeiro de Carvalho

Professor Titular da FMUSP, Diretor da Divisão de Pneumologia do Instituto do Coração do Hospital das Clínicas da Faculdade de Medicina da Universidade de São Paulo. Coordenador a UTI-Respiratória e o Programa de Telemedicina do InCor.

Carmen Mohamad Rida Saleh

Diretora Técnica de Saúde da Divisão de Enfermagem do Hospital das Clínicas da Faculdade de Medicina da Universidade de São Paulo.

Carolina dos Santos Lazzari

Chefe da Seção de Biologia Molecular da Divisão de Laboratório Central do Hospital das Clínicas da Faculdade de Medicina da Universidade de São Paulo.

Carolina Mendes do Carmo

Coordenadora da Divisão de Fisioterapia do Instituto Central do Hospital das Clínicas da Faculdade de Medicina da Universidade de São Paulo.

Clarice Tanaka

Professora Titular do Departamento de Fisioterapia, Fonoaudiologia e Terapia Ocupacional da FMUSP e Diretora de Serviço da Divisão de Fisioterapia do Instituto Central do Hospital das Clínicas da Faculdade de Medicina da Universidade de São Paulo.

Claudia Regina Furquim de Andrade

Professora Titular, Departamento de Fisioterapia, Fonoaudiologia e Terapia Ocupacional, Faculdade de Medicina, Universidade de São Paulo.

Daniel Neves Fortes

Supervisor da Unidade de Cuidados Intensivos do Pronto-Socorro do Instituto Central do Hospital das Clínicas da Faculdade de Medicina da Universidade de São Paulo.

Danielle Pedroni Moraes

Diretora Executiva do Instituto Central do Hospital das Clínicas da Faculdade de Medicina da Universidade de São Paulo.

Edson Shiguemi Hirata

Diretor de Corpo Clínico do Instituto de Psiquiatria do Hospital das Clínicas da Faculdade de Medicina da Universidade de São Paulo.

Elizabeth de Faria

Gestão Financeira, Logística e Jurídica do Comitê Operacional da Saúde Digital do HCFMUSP.

Esper Georges Kallas

Professor Titular do Departamento de Moléstias Infecciosas e Parasitárias da Faculdade de Medicina da Universidade de São Paulo.

Ester Cerdeira Sabino

Professora Titular do Departamento de Patologia da Faculdade de Medicina da Universidade de São Paulo.

Euripedes Constantino Miguel Filho

Professor Titular, Chefe do Departamento de Psiquiatria da Faculdade de Medicina da Universidade de São Paulo.

Fabiane Yumi Ogihara Kawano

Médica da Gestão de Leitos do Hospital das Clínicas da Faculdade de Medicina da Universidade de São Paulo, no período do enfrentamento à Covid-19.

Fábio Biscegli Jatene

Professor Titular da Disciplina de Cirurgia Cardiovascular do Departamento de Cardiopneumologia da Faculdade de Medicina da Universidade de São Paulo (FMUSP). Diretor da Divisão de Cirurgia Cardiovascular do Instituto do Coração do Hospital das Clínicas da FMUSP.

Fabio de Freitas Busnardo

Professor Livre Docente pelo Departamento de Cirurgia da Faculdade de Medicina da Universidade de São Paulo. Coordenador do Serviço de Cirurgia Plástica do Instituto do Câncer do Estado de São Paulo e Médico Supervisor da Disciplina de Cirurgia Plástica da Faculdade de Medicina da Universidade de São Paulo.

Fabio Martins Correa

Engenheiro Clínico do Instituto Central do Hospital das Clínicas da Faculdade de Medicina da Universidade de São Paulo.

Fernanda Harumi Misumi Castanheira

Médica da Gestão de Leitos do Hospital das Clínicas da Faculdade de Medicina da Universidade de São Paulo, no período do enfrentamento à Covid-19.

Filomena Regina Barbosa Gomes Galas

Médica Supervisora da Unidade de Terapia Intensiva Cirúrgica e da Divisão de Anestesiologia do Instituto do Coração do Hospital das Clínicas da Faculdade de Medicina da Universidade de São Paulo e Coordenadora da Unidade de Terapia Intensiva Geral do Instituto do Cancer do Estado de São Paulo.

Gabriel Fialkovitz da Costa Leite

Médico Preceptor do Programa de Residencia Médica em Infectologia do Hospital das Clínicas da Faculdade de Medicina da Universidade de São Paulo, no período do enfrentamento à Covid-19.

Geraldo Busatto Filho

Professor Titular do Departamento de Psiquiatria da Faculdade de Medicina da Universidade de São Paulo. Presidente do Conselho Diretor e Coordenador do Projeto Terceira Idade (PROTER) do Instituto de Psiquiatria do Hospital das Clínicas da Faculdade de Medicina da Universidade de São Paulo.

Gerhard da Paz Lauterbach

Médico do Time de Resposta Rápida do Hospital das Clínicas da Faculdade de Medicina da Universidade de São Paulo, no período do enfrentamento à Covid-19.

Giovanni Guido Cerri

Professor Titular do Departamento de Radiologia da FMUSP, Presidente do Conselho Diretor do InRad-HCFMUSP (Instituto de Radiologia do Hospital das Clínicas da Faculdade de Medicina da Universidade de São Paulo), Membro do Conselho Deliberativo do HCFMUSP, Presidente da Comissão de Planejamento e Controle do HCFMUSP e Coordenador da Comissão de Inovação do HCFMUSP (InovaHC).

Gisela de Souza Soares

Assessora Jurídica da Diretoria Executiva do Instituto Central dos Hospital das Clincias da Faculdade de Medicina da Universidade de São Paulo.

Gisele Regina Pereira

Supervisora de Sistemas e Negocios - NETI do Hospital das Clínicas da Faculdade de Medicina da Universidade de São Paulo.

Grace Carvajal Mulatti Dela Veja

Coordenadora do Serviço de Cirurgia Vascular na Unidade de Emergência Referenciada do Hospital das Clínicas da Faculdade de Medicina da Universidade de São Paulo e da Equipe de Cirurgia Vascular no Instituto do Coração Hospital das Clínicas da Faculdade de Medicina da Universidade de São Paulo.

Ho Yeh Li

Médica e coordenadora da UTI de infectologia do Hospital das Clínicas da Faculdade de Medicina da Universidade de São Paulo.

Izabel Cristina Rios

Professora Livre Docente. Coordenadora do Núcleo Técnico e Científico de Humanização do Hospital das Clínicas da Faculdade de Medicina da Universidade de São Paulo.

Izabel Oliva Marcilio de Souza

Coordenadora do Núcleo de Vigilância Epidemiologica do HCFMUSP, no período do enfrentamento à Covid-19.

Jorge dos Santos Silva

Diretor de Corpo Clínico do Instituto de Ortopedia e Traumatologia do HCFMUSP. Diretor Técnico e Chefe do Corpo Clínico e do Grupo de Trauma do IOT - Instituto de Ortopedia e Traumatologia do Hospital das Clínicas da Faculdade de Medicina da Universidade de São Paulo.

José Guilherme Mendes Pereira Caldas

Vice-Diretor de Corpo Clínico do Instituto do Instituto de Radiologia do Hospital das Clínicas da Faculdade de Medicina da Universidade de São Paulo. Médico Responsável pela Neurologia Vascular Intervencionista do Instituto de Radiologia do Hospital das Clínicas da Faculdade de Medicina da Universidade de São Paulo.

Juliana Carvalho Ferreira

Professora Livre Docente pelo Departamento de Cardiopneumologia da Faculdade de Medicina da Universidade de São Paulo e Professora Colaboradora da Faculdade de Medicina da USP e Médica da UTI Respiratória do Hospital das Clínicas da Faculdade de Medicina da Universidade de São Paulo.

Leila Suemi Harima Letaif

Médica da Gestão Assistencial Corporativa da Diretoria Clínica do Hospital das Clínicas da Faculdade de Medicina da Universidade de São Paulo. Coordenadora de Informática Médica da Diretoria Clínica do HCFMUSP.

Ligia Maria Dal Secco

Diretora de Enfermagem do Centro Cirúrgico do Instituto Central do HCFMUSP.

Linamara Rizzo Battistella

Professora Titular do Departamento de Medicina Legal, Bioética, Medicina do Trabalho e Medicina Física e Reabilitação da FMUSP. Professora Titular da Disciplina de Medicina Física e Reabilitação da Faculdade de Medicina da Universidade de São Paulo. Presidente do Conselho Diretor do Instituto de Medicina Física e Reabilitação do Hospital das Clínicas da Faculdade de Medicina da Universidade de São Paulo.

Lucia da Conceicao Andrade

Professora Associada da Disciplina de Nefrologia do Departamento de Clínica Médica da Faculdade de Medicina da Universidade de São Paulo. Chefe do Grupo de Agudos da Divisão de Nefrologia do Hospital das Clínicas da Faculdade de Medicina da Universidade de São Paulo.

Luciana Bertocco de Paiva Haddad

Médica Assistente do Serviço de Transplantes de Órgãos Abdominais e Coordenadora do Ambulatório de Transplantes Abdominais do Hospital das Clínicas da Faculdade de Medicina da Universidade de São Paulo.

Luciano Eduardo Maluf Patah

Diretor Técnico de Divisão Administrativa do Centro de Referência da Saúde da Mulher e Vice Coordenador do Núcleo de Informações em Saúde do Hospital das Clínicas da Faculdade de Medicina da Universidade de São Paulo.

Lucila Pedroso da Cruz

Diretora Executiva do Instituto Central do HCFMUSP, no período do enfrentamento à Covid-19.

Ludhmila Abrahão Hajjar

Professora Titular da Disciplina de Emergências Clínicas da Faculdade de Medicina da Universidade de São Paulo.

Luis Vicente Laporta Robles

Arquiteto da Hospital das Clínicas da Faculdade de Medicina da Universidade de São Paulo.

Luiz Augusto Carneiro D'Albuquerqueu

Diretor da Divisão de Transplantes de Fígado e Órgãos do Aparelho Digestivo do Hospital das Clínicas da Faculdade de Medicina da Universidade de São Paulo.Chefe do Departamento de Gastroenterologia da Faculdade de Medicina da Universidade de São Paulo.

Luiz Marcelo Sa Malbouisson

Professor Livre-Docente. Coordenador da UTI Cirurgica e da UTI da Gastroenterologia do Hospital das Clínicas da Faculdade de Medicina da Universidade de São Paulo.

Marcelo Luis Abramides Torres

Coordenador do Programa de Residência Médica em Anestesiologia e Responsável pelo Centro de Ensino e Treinamento da Disciplina de Anestesiologia da Faculdade de Medicina da Universidade de São Paulo.

Marcelo Cristiano De Azevedo Ramos

Diretor Adjunto do Instituto Central do Hospital das Clínicas da Faculdade de Medicina da Universidade de São Paulo.

Marcelo Cristiano Rocha

Diretor do Corpo Clínico do Insituto Central do Hospital das Clínicas da Faculdade de Medicina da Universidade de São Paulo.

Marcello Mihailenko Magri

Médico infectologista do Hospital das Clínicas da Faculdade de Medicina da Universidade de São Paulo.

Marcio Valente Yamada Sawamura

Diretor de Corpo Clínico do Insituto de Radiologia do Hospital das Clínicas da Faculdade de Medicina da Universidade de São Paulo.

Maria Amélia de Jesus Nogueira

Enfermeira da Gestão Assistencial Corporativa do Plantão Controlador do Hospital das Clínicas da Faculdade de Medicina da Universidade de São Paulo.

Maria Augusta Bento Cicaroni Gibelli

Médica Pediatra do Instituto da Criança e Adolescente do HCFMUSP, no período do enfrentamento à Covid-19.

Maria Beatriz de Moliterno Perondi

Médica da Gestão Assistencial Corporativa da Diretoria Clínica do Hospital das Clínicas da Faculdade de Medicina da Universidade de São Paulo. Coordenadora de Urgência e Emergência da Diretoria Clínica do Hospital das Clínicas da Faculdade de Medicina da Universidade de São Paulo.

Maria Cristina Peres Braido Francisco

Diretora da Divisão de Enfermagem do Instituto Central do Hospital das Clínicas da Faculdade de Medicina da Universidade de São Paulo.

Maria Del Pilar Estevez Diaz

Diretora do Corpo Clínico e Coordenadora da Oncologia Clínica do Instituto do Câncer do Estado de São Paulo Octavio Frias de Oliveira. Supervisora de Equipe Técnica da Equipe Médica da Quimioterapia de Urgência Serviço de Quimioterapia da Divisão de Oncologia da Diretoria Executiva do Instituto de Radiologia do Hospital das Clínicas da Faculdade de Medicina da Universidade de São Paulo.

Maria do Patrocínio Tenório Nunes

Professora Associada da Disciplina de Clínica Geral e Propedêutica do Departamento de Clínica Médica da Universidade de São Paulo.

Maria José Carvalho Carmona

Professora Associada da Disciplina de Anestesiologia da Faculdade de Medicina da USP. Diretora da Divisão de Anestesia do Instituto Central do Hospital das Clínicas da Faculdade de Medicina da USP. Atual Coordenadora do Programa de Pós-Graduação em Anestesiologia, Ciências Cirúrgics e Medicina Perioperatória da Faculdade de Medicina da Universidade de São Paulo.

Maria Mathilde Marchi

Coordenadora do Núcleo Especializado em Direito do Hospital das Clínicas da Faculdade de Medicina da Universidade de São Paulo.

Mariana Nutti de Almeida Cordon

Diretora Executiva do Instituto da Criança e do Adolescente do Hospital das Clínicas da Faculdade de Medicina da Universidade de São Paulo.

Marília Ribeiro de Azevedo Aguiar

Médica Preceptora do Programa de Residencia Médica em Clínica Médica do HCFMUSP, no período do enfrentamento à Covid-19.

Marjorie Fregonesi Rodrigues da Silva

Diretora de Corpo Clínico do Instituto Central do HCFMUSP, no período do enfrentamento à Covid-19.

Maura Saraliolli Oliveira

Médica do Grupo de Controle Infecção Hospitalar do Hospital das Clínicas da Faculdade de Medicina da Universidade de São Paulo.

Nelson de Luccia

Professor Titular da Disciplina de Cirurgia Vascular e Endovascular do Departamento de Cirurgia da Faculdade de Medicina da Universidade de São Paulo. Presidente do Conselho Diretor do Instituto Central do Hospital das Clínicas da Faculdade de Medicina da Universidade de São Paulo.

Orival Freitas Filho

Vice-Diretor de Corpo Clínico do Instituto do Coração do Hospital das Clínicas da Faculdade de Medicina da Universidade de São Paulo.

Patrícia Goulart Rodrigues Lima

Enfermeira Diretora Técnica de Saúde do Centro Cirúrgico do Instituto Central do HCFMUSP, no período do enfrentamento à Covid-19.

Paulo Hilário Nascimento Saldiva

Professor Titular do Departamento de Patologia da Faculdade de Medicina da Universidade de São Paulo.

Renato Madrid Baldassare

Gerente de Planejamento e Gestão do Insituto Central do Hospital das Clínicas da Universidade de São Paulo.

Renato Silva Martins

Médico da Medicina Física e Reabilitação do Instituto de Medicina Física e Reabilitação do HCFMUSP no período do enfrentamento à Covid-19.

Rodrigo Antonio Brandão Neto

Supervisor do Pronto-Socorro da Clínica Médica do Hospital das Clínicas da Universidade de São Paulo.

Rodrigo Hidd Kondo

Médico Assistente e Supervisor da Enfermaria de Hospitalistas do Hospital das Clínicas da Universidade de São Paulo.

Rogerio Souza

Professor Titular da Disciplina de Pneumologia da Faculdade de Medicina da Universidade de São Paulo. Diretor Geral do HCX FMUSP.

Rosemeire Keiko Hangai

Enfermeira Diretora Técnica de Saúde I do PROAHSA do Hospital das Clínicas da Faculdade de Medicina da Universidade de São Paulo.

Rossana Pulcineli Vieira Francisco

Vice-Chefe do Departamento de Obstetrícia e Ginecologia da Faculdade de Medicina da Universidade de São Paulo e Chefe da Divisão de Obstetrícia e Ginecologia do Hospital Universitário da Universidade de São Paulo.

Sabrina Corrêa da Costa Ribeiro

Médica Coordenadora da Unidade de crítica da Emergência do Hospital das Clínicas da Faculdade de Medicina da Universidade de São Paulo.

Selma Lancman

Professora Titular do Departamento de Fisioterapia, Fonoaudiologia e Terapia Ocupacional da Faculdade de Medicina da Universidade de São Paulo, Professora Titular da Disciplina de Terapia Ocupacional da Faculdade de Medicina da Universidade de São Paulo.

Sérgio Yoshimasa Okane

Diretor Executivo do Insitututo de Ortopedia do Hospital das Clínicas da Faculdade de Medicina da Universidade de São Paulo.

Silvia Figueiredo Costa

Médica Coordenadora do Grupo de imunodeprimidos e Chefe do Laboratório de Bacteriologia do Hospital das Clínicas da Faculdade de Medicina da Universidade de São Paulo. Chefe da divisão cientifica do Instituto de Medicina Tropical de São Paulo da Universidade de São Paulo.

Silvia Stahl Merlin

Médica Chefe de Saúde II do Instituto de Psiquiatria da Faculdade de Medicina da Universidade de São Paulo.

Solange Goncalves Roja Potecasu

Assistente Técnico IV - Coordenadora Substituta do Núcleo Especializado em Direito do Hospital das Clínicas da Faculdade de Medicina da Universidade de São Paulo.

Solange Regina Giglioli Fusco

Enfermeira da Gestão Assistencial Corporativa da Diretoria Clínica do Hospital das Clínicas da Faculdade de Medicina da Universidade de São Paulo.

Stela Murgel

Assessora de Imprensa do Instituto de Ortopedia do Hospital das Clínicas da Faculdade de Medicina da Universidade de São Paulo.

Suze Maurrem Jacon

Médica do Platão Controlador do Hospital das Clínicas da Faculdade de Medicina da Universidade de São Paulo.

Tarcisio Eloy Pessoa de Barros Filho

Professor Titular do Departamento de Ortopedia e Traumatologia do Hospital das Clínicas da Faculdade de Medicina da Universidade de São Paulo. Vice Diretor da Fundação Faculdade de Medicina.

Thaís Bastos

Médica Internista na Equipe de Hospitalistas no Hospital das Clínicas da Faculdade de Medicina da Universidade de São Paulo.

Thaís Guimarães

Supervisora de Equipe Técnica do Grupo de Controle de Infecção Hospitalar do Instituto Central do Hospital das Clínicas da FMUSP.

Ulysses Ribeiro Junior

Professor Titula da Disciplina de Cirurgia do Aparelho Digestivo do Departamento de Gastroenterologia da Faculade de Medicina da Universidade de São Paulo. Coordenador Cirúrgico - Chefe do Centro Cirúrgico no Instituto do Câncer do Estado de São Paulo.

Victor Luiz da Silva Ramos

Assessor de Empresa do Hospital das Clínicas da Faculdade de Medicina da Universidade de São Paulo no período do enfrentamento à Covid-19.

Vilson Cobello Junior

Diretor do Núcleo Especializado em Tecnologia da Informação - NETI.

William Carlos Nahas

Professor Titular da Disciplina de Urologia do Departamento de Cirurgia da Faculdade de Medicina da Universidade de São Paulo. Presidente do Conselho Diretor e Coordenador do Serviço de Oncologia Urológica do ICESP.

Prefácio

É com imensa honra e enorme prazer que faço o prefácio deste livro que registra vários dos momentos marcantes que ocorreram em nossa instituição durante o enfrentamento da pandemia. Foi comovente acompanhar o esforço de cada um de nossos colaboradores que se dedicaram intensamente ao atendimento dos pacientes, combinando humanização com ciência e tecnologia de ponta.

A resposta da comunidade do Hospital das Clínicas e da Faculdade foi pronta, com todos saindo de suas zonas de conforto e participando da verdadeira operação de guerra, que foi desencadeada para que pudéssemos colaborar com a saúde da camada mais sofrida da população brasileira.

Nenhum de nós saiu igual após completar a difícil travessia. O melhor de cada um de nossos colaboradores apareceu quando necessário. As dúvidas, angústias e inseguranças foram muitas ao longo do trajeto, como pode ser depreendido pelos títulos dos capítulos.

A pandemia por Covid-19 pôs à prova o sistema de saúde de todos os países, mostrando de forma clara seus pontos fortes e suas fragilidades. O nosso Sistema Único de Saúde (SUS) mostrou a importância de haver organização e hierarquização do atendimento médico e fez a diferença para a saúde da população brasileira.

A todos os colaboradores de nossa casa, representados pela Diretoria Clínica e pela Superintendência, quero deixar registrado meu mais sincero agradecimento, em meu nome e em nome do Hospital das Clínicas e da Faculdade de Medicina da Universidade de São Paulo. A atuação de vocês foi e é motivo de orgulho para nossa instituição.

Prof. Dr. Tarcísio E. P. Barros Filho
Diretor da FMUSP

Apresentação

Este livro representa a mobilização de uma Instituição que, unida, conseguiu acolher mais de 10 mil pacientes com COVID-19 grave. Uma vivência rica em desafios, medos, resiliência e acima de tudo um exemplo de dedicação ao próximo. Nesta trajetória, enfrentamos enormes obstáculos e optamos por colocar nesta apresentação um recorte dos dramas vividos, que é exemplificado pela fala da Professora Eloisa Silva Dutra de Oliveira Bonfa na coletiva do governador, em 10 março de 2021, quando voltamos a ter um novo pico da pandemia com risco de colapso dos hospitais.

"Hoje estou aqui representando todos os mais de 22 mil funcionários do Hospital das Clínicas, que têm se ocupado do combate ao Covid todos os dias no último ano. Como vocês, estamos cansados e frustrados, e gostaríamos que tudo isso tivesse acabado e pudéssemos resgatar a nossa vida antes da Covid.

Antes de falar da nova fase que estamos entrando, presto a minha solidariedade a todas as pessoas que perderam familiares e amigos. Conhecemos bem o desespero de não se conseguir respirar, da intubação, da diálise, da pronação e, acima de tudo, do isolamento. É realmente um sofrimento infinito na solidão. Presto também a minha solidariedade aos que perderam seus empregos, o seu negócio, o seu sustento e, junto, muito da sua dignidade. Eles precisam de ajuda e além dos governos, a sociedade já mostrou que consegue e precisa novamente se mobilizar para ajudá-los.

E, infelizmente, voltamos para a fase vermelha. Ninguém, nem governo, nem comitê de contingência, nem pessoas da saúde querem decretar esta fase. Mas, para preservar o nosso bem maior, que é a vida, é a única opção viável no momento. Os hospitais estão lotados, colapsando, precisamos deter o vírus para que todos não fiquem doentes ao mesmo tempo. Cada um de vocês ajudou muito São Paulo e segurou um desastre da primeira onda, que tinha tudo para ser igual a Nova York. Não temos condições de acolher todos ao mesmo tempo!

Mas não é hora de desistir, temos hoje uma perspectiva real de conseguir vencer o vírus com a vacina. Este é um objetivo comum que tem que nos unir, independente de convicções. Ela ajuda a volta da economia, a volta às aulas, a volta à socialização e, acima de tudo, a diminuir os quadros graves e a morte. O barco é único e temos que navegar juntos, e quem nos guia é a esperança de que o respeito ao distanciamento, ao uso de máscara e às regras de não aglomerar e a ciência nos permitam atravessar esta tempestade vivos e, do outro lado, conseguir uma vacinação em massa. E, finalmente, eu lhes peço como Diretora Clínica do HC, que é uma das Instituições mais sólidas de nosso Brasil: não nos deixem colapsar. Nos ajudem a ajudá-los.

Obrigada."

O Hospital das Clínicas da Faculdade de Medicina da Universidade de São Paulo (HCFMUSP) se preparou para o enfretamento da Covid-19, as preocupações iniciaram em janeiro de 2020, e tornou-se a maior referência para o tratamento da Covid grave no Brasil. O Comitê de Crise elaborou as estratégias, uma operação de guerra nunca antes vista nos 76 anos da história da instituição. Contou com a colaboração de todos os institutos do complexo e do Hospital Universitário da USP, compromisso, coragem e determinação. Neste livro vocês encontrarão outros recortes do enfrentamento da crise do Covid-19 do complexo HCFMUSP, que não devem ser esquecidos. Os colaboradores do HCFMUSP, com seu ato de bravura, fizeram a diferença

Eloisa Silva Dutra de Oliveira Bonfa
Edivaldo Massazo Utiyama
Aluísio Augusto Cotrim Segurado
Editores

Comitê de Crise do HCFMUSP

O Comitê de Crise foi criado em 2012 e está sob a égide da Diretoria Clínica. Já foi ativado em outras situações, como o incêndio no Memorial da América Latina (2013) e o massacre da escola Raul Brasil, em Suzano (2019). Mas a maior operação até então ocorreu durante o surto da febre amarela, em meados de 2018. Na ocasião, mais de 300 pessoas foram atendidas no HC, cerca da metade em duas UTIs montadas especialmente para tratar de pacientes em estado grave.

No início de janeiro, ao surgirem as primeiras notícias sobre um novo vírus em Wuhan, na China, e seu alto potencial de contágio, o comitê de crise do Hospital das Clínicas logo entrou em estado de alerta.

Com o acompanhamento da disseminação de casos do novo coronavírus e informações técnicas de especialistas das áreas de infectologia e epidemiologia, foi tomada a decisão de acionar o plano de desastre no dia 29 de janeiro de 2020 e preparar o maior complexo de saúde da América Latina para enfrentar a Covid-19.

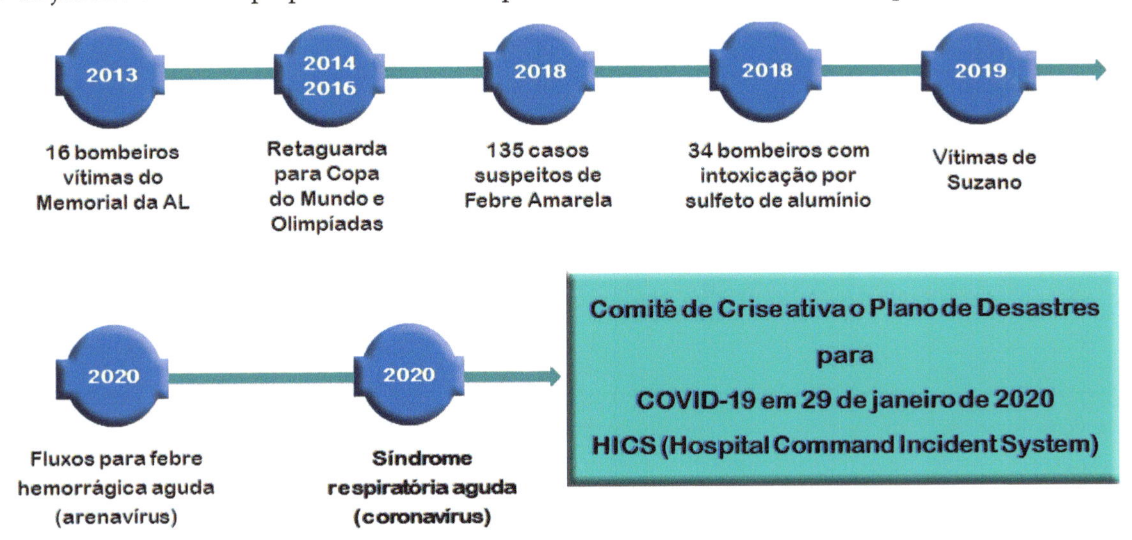

O Comitê de Crise age em conformidade ao protocolo HICS (Hospital Command Incident System), baseado em um sistema de comando amplamente utilizado para gerenciar emergências em diversos contextos, como incêndios, desastres naturais, eventos de segurança pública e epidemias. O HICS é adaptado às necessidades específicas de um ambiente hospitalar. Considera fatores como a prestação contínua de cuidados aos pacientes, a segurança dos funcionários e a gestão de recursos críticos, como suprimentos médicos e equipamentos.

Dentro do Protocolo HICS, há uma estrutura de comando claramente definida, com funções e responsabilidades atribuídas a diferentes membros da equipe hospitalar. Isso inclui a designação do Diretor de incidentes, que é responsável por supervisionar toda a resposta ao incidente, e vários chefes de seção que coordenam áreas específicas como operações, planejamentos, logística, finanças e recursos médicos.

Ao seguir o protocolo HICS, os hospitais podem melhorar sua capacidade de lidar eficazmente com crises e emergências, garantindo uma resposta organizada, coordenada e eficiente para proteger a segurança e o bem-estar dos pacientes, colaboradores e a comunidade em geral.

Professsores Titulares

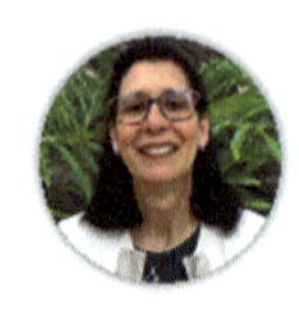

Profa. Eloisa Silva Dutra Oliveira Bonfá
Diretora Clínica do HCFMUSP

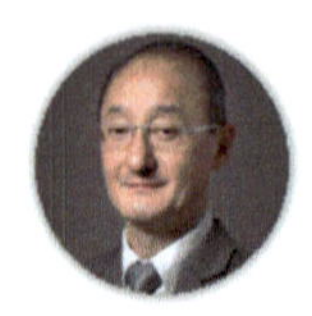

Prof. Edivaldo M. Utiyama
Vice-Diretor Clínico do HCFMUSP

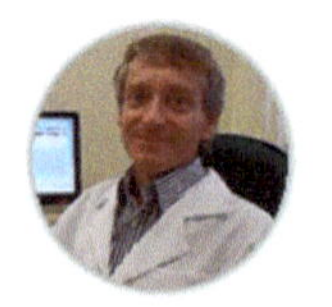

Prof. Aluísio Augusto Cotrin Segurado
Presidente do Conselho Diretor do ICHC

Gestoras Médicas e Especialistas em Crise

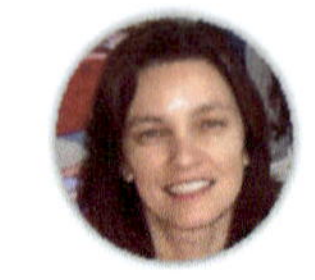

Dra. Maria Beatriz Moliterno Perondi

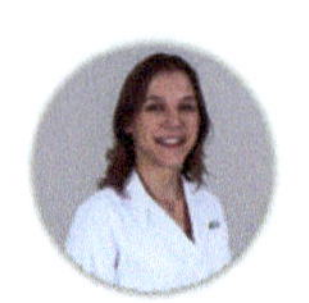

Dra. Anna Miethke Morais

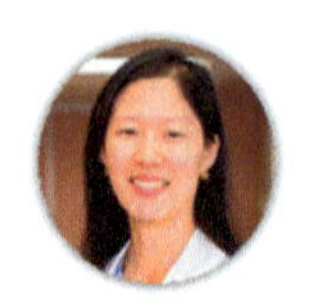

Dra. Leila Suemi Harima Letaif

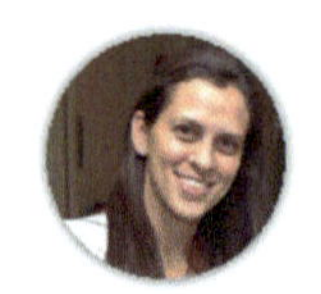

Dra. Amanda Cardoso Montal

O comitê foi composto de três professores titulares – Professora Eloisa Bonfá, Diretora Clínica, Professor Edivaldo Utiyama, Vice-Diretor Clínico e Professor Aluísio Segurado, Presidente do Conselho Diretor do Instituto Central – e mais quatro gestoras médicas especialistas em desastres – Dra. Beatriz Perondi, Dra. Anna Miethke Moraes, Dra. Leila Letaif e Dra. Amanda Montal.

No início, o comitê de crise se instalou no Prédio da Administração, onde fica a Diretoria Clínica. Mas logo se percebeu que as lideranças têm que estar na linha de frente. O Comitê então mudou-se para o Instituto Central, exclusivo para o atendimento da Covid-19, no quinto andar, que é o piso da entrada principal do Instituto. A proximidade com a assistência permitiu o conhecimento precoce das necessidades e a rapidez para atendê-las.

Além de todas as atribuições, a coordenação pelos professores titulares do comitê de crise atuou como interface da equipe assistencial com a direção do hospital. Ao mesmo tempo, as gestoras médicas tratavam de questões determinantes de estrutura, logística, recrutamento de pessoal, materiais, medicamentos e equipamentos. O Comitê, durante toda a pandemia, esteve junto aos colaboradores tirando dúvidas, administrando as apreensões e motivando-os para superar as dificuldades do dia a dia.

Sumário

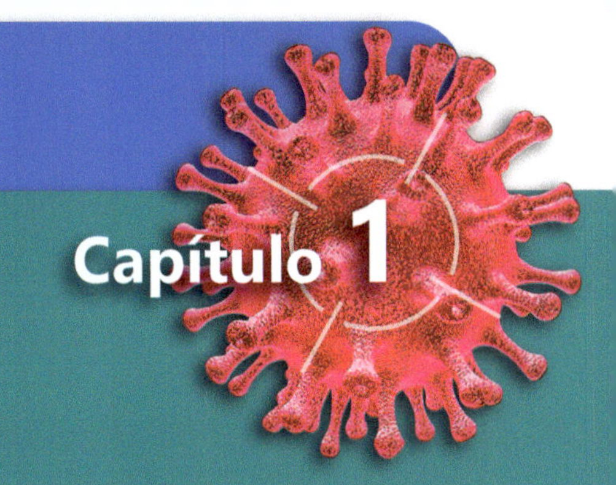

Capítulo 1

O Inimigo Desconhecido

Aluisio Augusto Cotrim Segurado
Anna Sara Shafferman Levin
Esper Georges Kallas

O ano de 2019 estava prestes a acabar quando, em meio ao clima de festa que caracteriza essa época em boa parte do mundo, autoridades da China emitiram um alerta à Organização Mundial de Saúde (OMS). O motivo era notificar a ocorrência de uma série de casos graves de pneumonia de origem desconhecida na cidade de Wuhan, localizada na província de Hubei no centro do país.

As informações enviadas em 31 de dezembro eram pouco esclarecedoras. Foi só após alguns dias, em 7 de janeiro de 2020, que as análises sequenciais do vírus, realizadas por equipes chinesas, apontariam que a pneumonia era causada por um novo coronavírus. A primeira morte aconteceu logo em seguida. Ainda assim, naquele momento ninguém podia imaginar que, apenas três meses depois, o número de infectados no mundo chegaria a mais de 190 mil pessoas e atingiria todos os continentes – com exceção da Antártida.

O novo coronavírus surgiu como um inimigo desconhecido, do qual pouco se sabia. Os estudos mostraram que ele pertence a uma família de vírus que causam doenças como resfriados comuns, mas também outras bem mais graves: a Síndrome Respiratória Severa (SARS) e a Síndrome Respiratória do Oriente Médio (MERS), epidemias controladas em 2002 e 2012, respectivamente. Quando visto pelo microscópio eletrônico, ele apresenta estrutura em formato de coroa – daí o nome derivado do latim "corona".

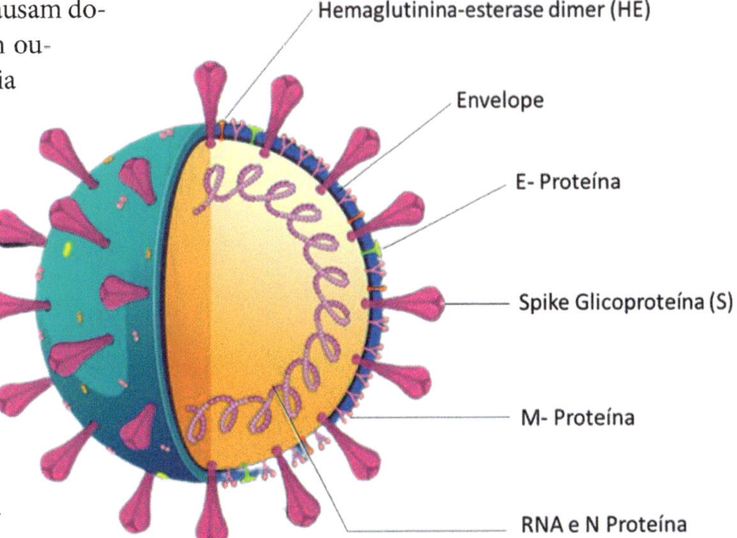

Diagrama da estrutura do coronavírus, recebe este nome porque se assemelha a uma coroa.
Fonte: https://br.freepik.com/vetores-gratis/diagrama-da-estrutura-da-particula-do-virus-corona.

A OMS denominou o novo coronavírus como SARS-CoV-2 e, a doença causada por ele, Covid-19. É a abreviação, em inglês, de *Corona Virus Disease*, e 19 se refere a 2019, ano em que foram registrados os primeiros casos. Em março de 2020, com o número de pessoas contaminadas se multiplicando pelo mundo a um ritmo acelerado, a doença foi classificada como pandemia.

Descobertas alarmantes

Inicialmente, a Covid-19 era descrita como uma pneumonia que, em 20% dos casos, evoluía para quadros mais severos, com necessidade de atendimento hospitalar. O que médicos e pesquisadores descobriram em seguida é que, enquanto boa parte dos infectados podia ser assintomática ou passar pela doença sem maiores complicações, em um grupo de pessoas o vírus era capaz de afetar células de outros órgãos, como coração, rins, fígado e até o cérebro.

Outra descoberta preocupante foi o fato de o vírus ser transmissível antes dos primeiros sintomas, como tosse e febre, aparecerem. Isso torna o controle e acompanhamento da doença ainda mais difícil, uma vez que as pessoas continuam levando uma vida normal sem saber que estão passando o agente viral para parentes e amigos.

"A cada dia estamos aprendendo um pouco mais sobre esse vírus, analisando as formas de transmissão e discutindo os tratamentos mais indicados, já que por enquanto ainda não há um medicamento reconhecidamente eficaz", explica Aluísio Cotrim Segurado, diretor da Divisão de Moléstias Infecciosas e Parasitárias e presidente do Instituto Central do Hospital das Clínicas.

Tomar decisões em meio a um cenário tão desconhecido foi um desafio para as lideranças do Hospital das Clínicas. Mas mesmo diante de tantas incertezas, o que ia ficando mais claro a cada dia é que se tratava de uma doença séria, que em breve chegaria ao Brasil. E o hospital precisava estar preparado para receber os pacientes infectados com o novo coronavírus.

Wuhan: onde tudo começou

Sétima maior cidade da China, Wuhan, com 11 milhões de habitantes, ganhou as manchetes do mundo por ter sido o epicentro da Covid-19. Todos queriam saber como um vírus desconhecido pôde surgir de uma hora para a outra, pegando a humanidade de surpresa.

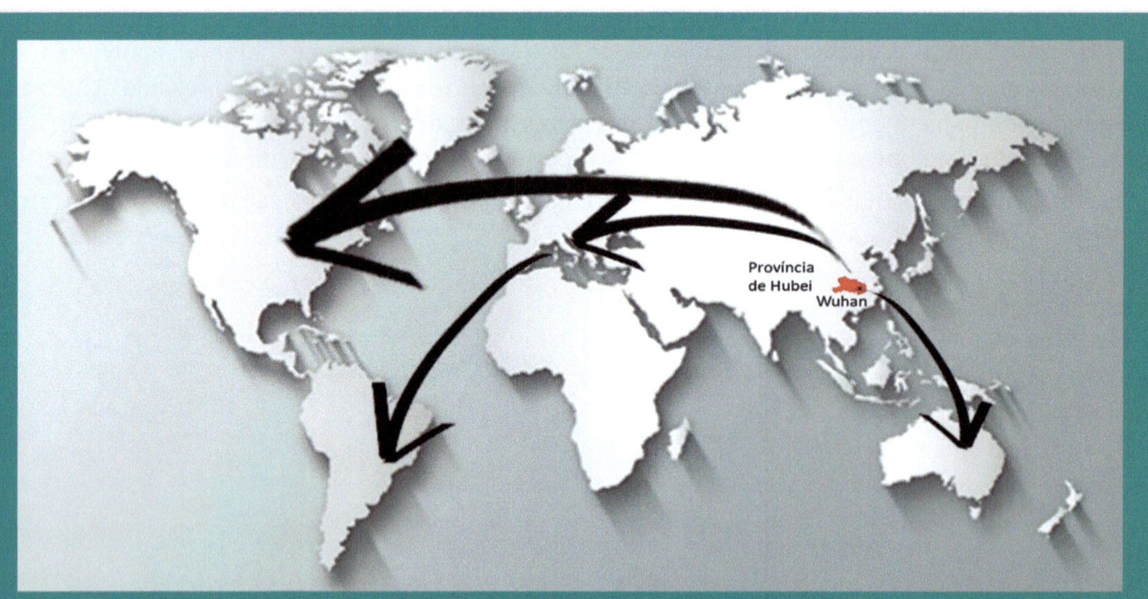

Mapa da Origem e Disseminação do Coronavírus. Em dezembro de 2019, a pandemia começou em Wuhan, a sétima maior cidade da região central da China e capital da província de Hubei, e rapidamente se espalhou para o mundo. As teorias aventadas incluíram a transmissão de um animal infectado para o ser humano e um possível acidente no laboratório de virologia. Após estudos realizados pela Organização Mundial da Saúde, a teoria mais aceita é a da transmissão do vírus de um morcego para um mamífero intermediário e deste para o ser humano. A transmissão diretamente para o ser humano é uma hipótese possível e provável. A passagem do vírus por meio de produtos alimentícios é possível, porém remota. A disseminação da doença devido a um acidente no Instituto de Virologia foi classificada como extremamente improvável.

Centenas de coronavírus circulam normalmente entre animais – a questão é descobrir como o SARS-CoV-2 passou para os seres humanos. A suspeita inicial recaiu sobre um tradicional mercado de animais vivos da cidade, com grande quantidade de espécies silvestres e pouco cuidado com a higiene. Hoje, os cientistas são unânimes em afirmar que o primeiro grande surto foi detectado no mercado, mas o vírus já circulava antes por Wuhan.

Quando ficou claro que o novo coronavírus tinha uma capacidade de transmissão muito grande e rápida entre as pessoas, Wuhan entrou em quarentena. Foi fechada para o mundo, literalmente. Ninguém podia entrar ou sair da cidade e as ruas se tornaram desertas, pois todos deveriam permanecer em casa para evitar a disseminação da doença. Mas já era tarde: casos da pneumonia começaram a ser notificados em países vizinhos e logo em lugares mais distantes. E, assim, de forma silenciosa e invisível, o coronavírus foi ganhando novos territórios.

Arenavírus × Coronavírus

Nos primeiros dias de 2020 a equipe de infectologia do Hospital das Clínicas estava mais apreensiva com o arenavírus, que causa um tipo raro da febre hemorrágica, com alto índice de letalidade. Isso porque um caso havia surgido na região do Vale do Ribeira, no interior de São Paulo, e o paciente passou por dois hospitais antes de ser encaminhado para o HC, onde faleceu no dia 11 de janeiro.

Com duas doenças emergentes – o coronavírus que, ao que se acreditava, ficaria restrito à China e aos países vizinhos, e o arenavírus, já confirmado no Estado de São Paulo e, portanto, com um potencial risco de contágio –, três professores titulares do Departamento de Moléstias Infecciosas e Parasitárias do complexo HC-FMUSP decidiram dividir funções. Caberia a Anna Sara Levin assumir os assuntos relacionados ao arenavírus, enquanto Esper Kallás se encarregaria de acompanhar a evolução dos casos de coronavírus. Aluísio Cotrim Segurado, que tinha assumido há pouco tempo a presidência do Conselho Diretor do Instituto Central, daria o suporte quando necessário.

Logo se percebeu que, apesar de ainda estar a milhares de quilômetros de distância, o coronavírus representava uma ameaça maior do que o arenavírus, que acabou por causar somente dois casos de febre hemorrágica em São Paulo. Já os casos de Covid-19 se propagavam com enorme rapidez pelo mundo, e em poucas semanas a Europa se tornou o novo epicentro da doença.

Como o trânsito de pessoas entre o Brasil e a Europa é muito mais intenso do que entre a China, os professores passaram a concentrar todas as atenções ao assunto, pois sabiam que era uma questão de tempo para o coronavírus chegar ao País. Assim, foi tomada a decisão de ativar o Comitê de Crise Covid-19 do Hospital das Clínicas no dia 29 de janeiro de 2020.

"Quando o coronavírus começou a atingir a Europa, passamos a ter notícias mais claras sobre o que estava acontecendo. Até então, não imaginávamos que a pandemia iria tomar uma proporção tão grande", lembra Anna Sara Levin. Com mais informações disponíveis, o Comitê de Crise do HC se mobilizou para colocar em prática uma metodologia de ação já adotada em outras crises – só que, dessa vez, seria em uma escala muito maior e por um período bem mais prolongado do que qualquer experiência anterior.

Teoria da conspiração

O primeiro caso de Covid-19 no Brasil foi diagnosticado no dia 25 de fevereiro de 2020, em um paciente do Hospital Albert Einstein. A confirmação de que o coronavírus tinha chegado ao País só reforçou a necessidade urgente de ampliar o número de leitos de UTI no Hospital das Clínicas: como parte do Sistema Único de Saúde (SUS), a instituição deveria receber pacientes da cidade e do Estado de São Paulo que apresentassem quadros mais graves da Covid-19.

O infectologista Esper Kallás já havia solicitado a ampliação dos leitos de UTI quando participou de uma das primeiras reuniões do Centro de Contingência do Coronavírus de São Paulo, criado pelo governo estadual para monitorar e coordenar ações contra a propagação do novo coronavírus. Porém, naquele momento, o entendimento das autoridades de saúde era de que as notícias veiculadas pela imprensa abordavam o assunto de maneira sensacionalista, e o número de leitos já disponíveis daria conta do atendimento aos pacientes que viriam a ser internados com a Covid-19. Neste contexto, após uma reunião científica no Instituto do Coração (Incor) em 11 de março, organizada para tratar do avanço do coronavírus em São Paulo, um áudio gravado pelo cirurgião cardíaco Fábio Jatene viralizou imediatamente. Nele, o vice-presidente do Conselho Diretor do Incor falava, a colegas da classe médica, sobre a previsão de aumento de casos de coronavírus na Grande São Paulo nos meses seguintes e a necessidade de leitos de UTI para o tratamento da doença. A mensagem de WhatsApp destinada a profissionais de saúde foi parar nos principais jornais e sites do País.

Evidências e especulações

O surgimento repentino de um vírus tão complexo quanto o SARS-CoV-2 veio acompanhado de muitas dúvidas, contestações, negacionismo e até teorias da conspiração. Mesmo entre os especialistas, havia opiniões divergentes. Na primeira grande reunião do Comitê de Crise Covid-19 do HC, Aluísio Cotrim Segurado avisou que a instituição iria enfrentar um inimigo desconhecido e, ao olhar para trás, eles perceberiam que algumas coisas poderiam ter sido feitas de maneira diferente.

"O que eu disse no início do ano se mantém válido ainda hoje. Várias decisões foram tomadas com base em evidências científicas que tínhamos na época e, naquele momento, representavam a melhor alternativa. Posso dizer que, na maioria dos casos, acertamos", reflete.

As descobertas científicas sobre o coronavírus, a doença causada por ele e os protocolos de tratamento avançaram ao longo de 2020. A pandemia mostrou, na prática, a importância do investimento na formação de cientistas e pesquisadores, e o retorno que isso traz para a sociedade.

O Hospital das Clínicas, inaugurado em 1944, há 76 anos é um centro de referência em assistência médica gratuita à população, bem como no campo do ensino e da pesquisa, respondeu prontamente à demanda e se transformou em uma das maiores instituições do mundo no acolhimento de pacientes com a Covid-19.

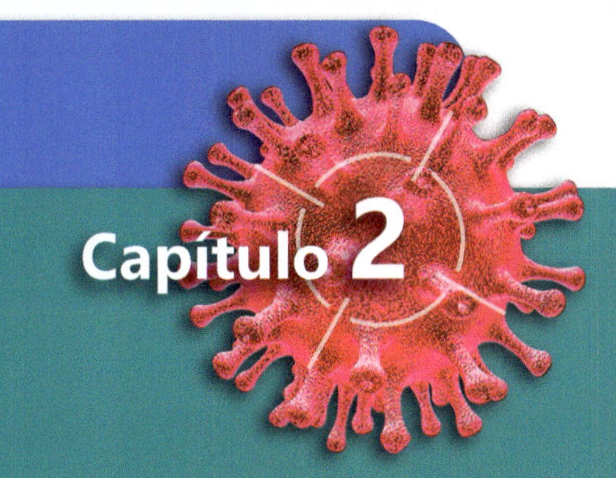

Capítulo 2

O Mundo em Emergência

Gisela de Souza Soares
Maria Mathilde Marchi
Solange Goncalves Roja Potecasu

Direito individual e coletivo

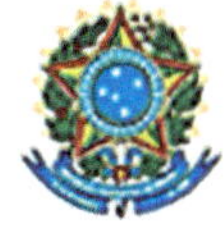

Ministério da Saúde
Gabinete do Ministro

PORTARIA Nº 188, DE 3 DE FEVEREIRO DE 2020

Declara Emergência em Saúde Pública de importância Nacional (ESPIN) em decorrência da Infecção Humana pelo novo Coronavírus (2019-nCoV).

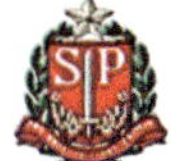

ASSEMBLEIA LEGISLATIVA DO ESTADO DE SÃO PAULO

DECRETO Nº 64.881, DE 22 DE MARÇO DE 2020

Decreta quarentena no Estado de São Paulo, no contexto da pandemia do COVID-19 (Novo Coronavírus), e dá providências complementares.

Decretos do Governo Federal e Estadual para o enfrentamento da pandemia

Como você reagiria sendo colaborador do maior complexo hospitalar da América Latina em meio a uma emergência mundial provocada por uma pandemia de uma doença desconhecida?

Para o contingente de 22 mil colaboradores do HC, esse cenário se deu como uma realidade em 29 de janeiro de 2020, quando o Comitê de Crise iniciou preventivamente a mobilização interna para o atendimento dos casos do novo coronavírus no Brasil.

O medo do desconhecido é inerente ao ser humano, no entanto, esse sentimento provocou reações distintas nos colaboradores: alguns se mostraram motivados a encarar esse grande desafio de saúde pública e outros não se sentiram aptos para isso, resultando em uma série de pedidos de transferências, afastamentos e licenças das atividades do hospital.

Para lidar com essa situação, a área de consultoria jurídica do Núcleo Especializado em Direito (NUDI) do HC exerceu papel fundamental. A equipe, formada na sua maioria por mulheres e coordenada pela advogada Maria Mathilde Marchi, procuradora da Autarquia, ficou responsável por analisar e emitir os pareces desses processos.

Direito individual ou coletivo?

Em meio a uma pandemia, o que prevalece: o direito individual ou o coletivo? Analisando caso a caso dos pedidos de afastamento, licença ou transferência, sempre com base técnica e jurídica, a equipe do NUDI colocou como prioridade o juramento médico e o bem da sociedade.

Parte dos profissionais não queria permanecer em uma área na qual poderia se contaminar, o que é a realidade do ambiente hospitalar. Houve processos de reclamações trabalhistas individuais e outras coletivas, reivindicando o direito de não se expor ao vírus. Como um hospital público de grande porte como o HC poderia ficar desfalcado em meio a uma pandemia? Como a população seria atendida?

"Na área do Direito, você sempre pensa em defender o cidadão, o direito individual. Então, para nós, foi muito difícil interpretar todas as legislações. Quando saíram as normas, a orientação era afastar todos com mais de 60 anos. Nós temos um contingente enorme de profissionais de 60 anos, sem comorbidades, com saúde perfeita. Se afastássemos todos, o hospital parava. Nós tivemos questões com residentes, que não queriam passar para a área de Covid-19, e com sindicatos. Todos os dias, tínhamos embates administrativos e judiciais, mas conseguimos superar e fazer o direito coletivo prevalecer, em prol da sociedade", conta Maria Mathilde.

No entanto, em casos peculiares, analisadas as necessidades, os pedidos foram obviamente deferidos. Um deles, por exemplo, é de uma médica que entrou com uma ação, porque estava retornando de um tratamento de câncer. A decisão teve base técnica e jurídica, mas também contou com o fator humano. Não houve contestação, ela já tinha um histórico que justificava essa proteção e passou a fazer *home office*.

Em contrapartida, houve casos nos quais os profissionais foram convidados a trabalhar em outros setores do hospital com risco menor que o Instituto Central (IC), no qual os pacientes de COVID-19 estavam concentrados, mas os médicos e enfermeiros justificaram que, em razão de sua missão, faziam questão de atuar no Covidário – como o IC estava sendo chamado internamente.

Vários colaboradores ao serem comunicados que seriam remanejados por causa de comorbidades, procuraram o Comitê de Crise para falar: "não, a gente quer enfrentar a pandemia, nós desejamos, nós estamos aqui para isso, nós vivemos anos de casa, a gente quer estar aqui quando a doença chegar". A equipe do NUDI ficou surpresa e foi comovente ver que profissionais que eles conheceram por anos nos corredores no hospital estavam seguros com os equipamentos e a infraestrutura preparada para que pudessem atuar na linha de frente do enfrentamento. Isso foi um banho de ânimo para a equipe logo nos primeiros dias da pandemia.

E as crianças?

Teve um momento que uma norma estadual determinou o fechamento das creches e escolas. Como manter os profissionais de saúde, pais e mães, atuando na linha de frente sem ter um local para acolher seus filhos?

Foi nessa circunstância que mais uma vez a área jurídica do NUDI atuou de maneira decisiva, por meio da emissão do parecer para manter a creche do HC aberta. O argumento foi que os colaboradores precisavam continuar seus trabalhos no enfrentamento da pandemia com o sossego de que seus filhos estavam sendo cuidados.

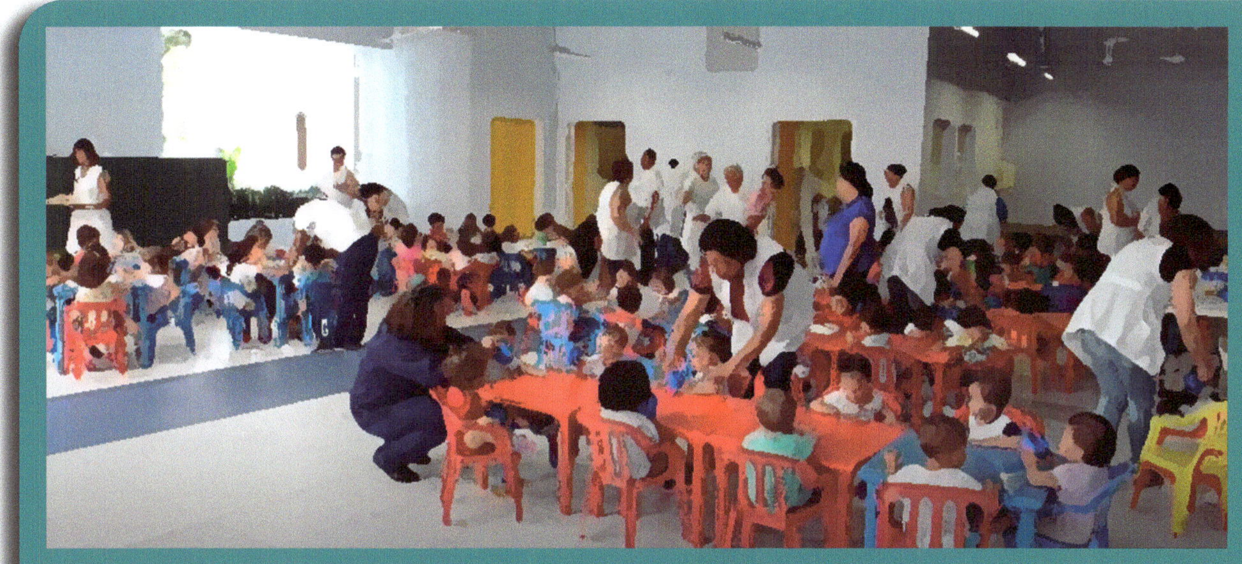

O governo do estado decretou o isolamento social, o que acarretou o fechamento das creches. Entretanto, após recurso na justiça, a creche do HCFMUSP, com os cuidados devidos, funcionou durante a pandemia para que os colaboradores viessem trabalhar com segurança, sabendo que seus filhos teriam a atenção e os cuidados necessários.

A creche não tinha risco, proporcionando todos os recursos necessários para a proteção das crianças e, no caso de algumas que apresentassem sintomas, o Comitê de Crise, junto às equipes técnicas, prestaria a todos os cuidados para que o ambiente permanecesse seguro para todos.

Além dos recursos humanos

A participação do NUDI no enfrentamento da pandemia foi além dos pareces para licenças, afastamentos e transferências dos colaboradores e demais questões de recursos humanos, a equipe atuou em outros temas determinantes, como interpretação legislativa para aplicação em situações de emergência de saúde pública; elaboração de normas internas; licitações e contratos para insumos e serviços que supririam às demandas de infraestrutura e atendimento, como as obras de adequação e os tão requisitos equipamentos de proteção individual (EPIs); protocolos de estudos clínicos; critérios legais para o recebimento de doações, que foram inúmeras no período crítico da pandemia, de flores e iogurte a roupas e álcool gel; além de assessoria jurídica do Comitê de Crise e defesa do HC perante ao Tribunal de Contas, Ministério Público, Defensoria Pública, Conselhos Regionais e órgãos de controle do Estado de São Paulo.

Quando se pensa em profissionais de saúde, a imagem que vem à cabeça é de pessoas de jalecos brancos e estetoscópios, que foram reconhecidas e merecidamente homenageadas pela sociedade, porém, a linha de frente de combate à pandemia contou com o apoio de setores e equipes nos bastidores, como o NUDI, que com conhecimento, dedicação e experiência proporcionou as ferramentas necessárias para que as ações do plano de crise pudessem ser efetivas.

"A pergunta que fazem, principalmente para mim, que sou do grupo de risco pela idade, é: a senhora é advogada, o que está fazendo lá? Meus colegas, eu e muito mais gente que trabalha aqui, nós tivemos a honra de participar do enfrentamento dessa pandemia. Isso me deu muita força para poder passar esses dias horrorosos que vivemos e que eu senti que todo dia eu dei uma colaboração para as pessoas serem confortadas naquilo que estavam recebendo. Desde o primeiro dia, nós estivemos entrosados com a Superintendência, a Direção Clínica e o Conselho para que todos tivessem as ferramentas necessárias para trabalhar", comenta Maria Mathilde.

Maria Mathilde ingressou no HC em 1961, passou por vários cargos, incluindo o comando da Secretaria de Saúde, e enfrentou diferentes crises e eventos de emergência, como a pandemia do HIV/Aids, nos anos 1980.

Na época, ela teve a oportunidade de escrever, junto ao seu gestor, normas para a doença, como a Aids na escola e a Aids na creche, um aprendizado que ajudou na sua formação.

Em proporções menores, mas com bastante intensidade, a área jurídica também lidou com questões relacionadas a recursos humanos, como discriminação de pacientes. Agora, quatro décadas depois, ela permanece aprendendo, dessa vez, com os profissionais mais jovens, que tiveram a ideia de fazer do IC um centro exclusivo para receber os pacientes de COVID-19, uma possibilidade que ela jamais imaginou.

Capítulo 3

Quarentena para Repatriados

Ho Yeh Li

Diante da eminente pandemia e incertezas acerca do novo coronavírus, uma das missões do Governo do Brasil era repatriar cidadãos brasileiros que estavam na cidade chinesa de Wuhan, o epicentro dos casos da Covid-19.

Na comitiva oficial, liderada por militares, estava presente uma civil, a médica infectologista Dra. Ho Yeh Li, coordenadora da Unidade de Terapia Intensiva de Infectologia do Instituto Central (IC) do Hospital das Clínicas (HC).

Foram menos de três dias da convocação para a missão ao embarque em uma das duas aeronaves da Força Aérea Brasileira (FAB) com destino ao aeroporto de Wuhan, em 5 de fevereiro de 2020. De volta ao solo brasileiro, Dra. Ho passou ainda por uma quarentena inesperada de 14 dias na Base Aérea de Anápolis, em Goiás.

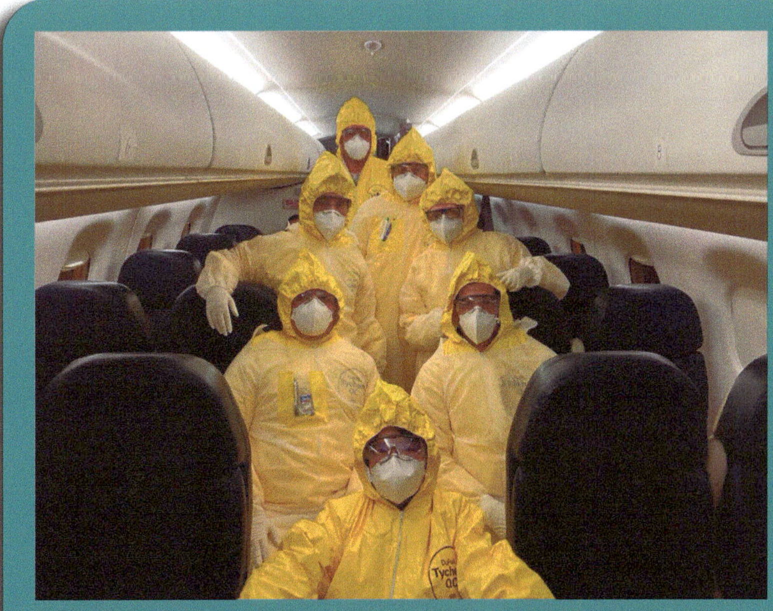

Comitiva oficial brasileira que realizou o repatriamento de brasileiro que estavam na cidade de Wuhan.

Essa história, que inspirou a homenagem da Turma da Mônica com uma personagem desenhada pelo cartunista Maurício de Sousa e uma condecoração com a medalha Ordem do Rio Branco, é contada em detalhes pela própria Dra. Ho.

"No dia 3 de fevereiro, 8 horas da manhã, após a visita matinal aos pacientes no hospital, recebi uma mensagem de um colega do Ministério da Saúde: 'Ho, você topa ir para Wuhan?'. Achei que era brincadeira, mas ele negou: 'Não, estou falando sério, é para você participar da repatriação dos brasileiros'. Na mesa, comentei com os colegas, metade disse que seria loucura e metade que era a minha cara. Topei.

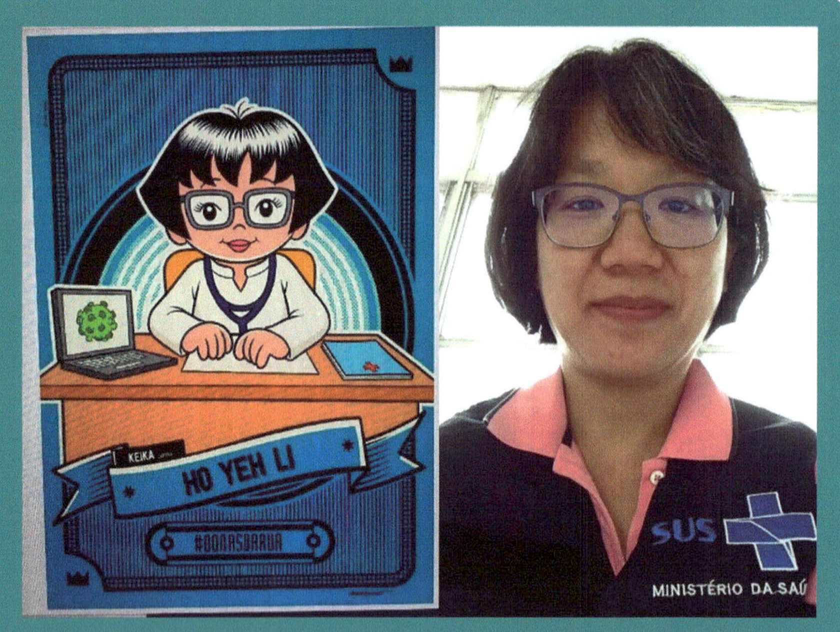

Homenagem da Turma da Mônica com uma personagem criada pelo Cartunista Maurício de Souza.

No meio do dia, ele ligou para confirmar novamente e perguntou se eu falava mandarim. Eu disse que sim e ele pediu para eu me preparar que seria em breve. Eu falei: 'Breve quando?'. Ele disse: 'Ah, a gente tá vendo'. Perguntei como seria o processo e quanto tempo ficaria lá, ele respondeu que a ideia era chegar, fazer a triagem e embarcar apenas quem não tiver sintomas. Alertei sobre a necessidade de testes rápidos e ele me disse que estavam tentando levar os kits. Então, eu já tinha na minha cabeça como preparar tudo. Não contei para ninguém da minha família, decidi esperar para ver o que ia acontecer.

No dia seguinte, umas 10h30, ele me liga: 'Ho, vá para sua casa, faça as suas malas, você vem hoje à noite para Brasília'. Falei: 'O quê? Hoje? Mas como assim?'. Ele explicou que eu iria com o pessoal do Instituto de Medicina Aeroespacial (IMAE). Foi aí que entendi que viajaria com militares. Perguntei se ficaria de quarentena depois, ele disse que não, pois eu usaria um macacão de proteção. Deixei tudo organizado no hospital, fui para casa e recebi uma ligação do Ministério das Relações Exteriores perguntando seu eu tinha passaporte oficial. Na minha cabeça, passaporte oficial quer dizer que não é falsificado, é oficial. Respondi que tinha o passaporte que todo mundo tem e que não tinha visto chinês. Aí um silêncio... A pessoa fala: "A gente vai providenciar um passaporte oficial para você". Logo pensei: "Eu vou ter um passaporte diplomático". Aí foi aquela correria para conseguir o passaporte. No começo da noite, eu já estava embarcando para Brasília e cheguei por volta de 21h30.

No dia seguinte, pela manhã, meu colega me buscou no hotel e a gente foi para o Ministério da Saúde. Só aí conheci o enfermeiro sanitarista Marcus Quito, que viajaria comigo. Era meio dia e a gente estava indo para o aeroporto da Base Área de Brasília. Cheguei e vi duas aeronaves e descobri que iríamos na aeronave presidencial. Estava tendo uma coletiva lá e foi uma cena engraçada. Uma pessoa me puxou e perguntou: "A senhora que é a infectologista que vai junto, né?" Eu disse: "Sou eu mesmo, prazer". Depois que me caiu a ficha que era o Ministro da Defesa.

Entramos na aeronave e os militares já estavam lá dentro. Não era o avião que a gente tinha imaginado. O avião presidencial é como um ônibus executivo: duas poltronas de cada lado. Fiquei pensando em como organizar isso para colocar os repatriados. Precisava conversar com alguma pessoa no comando e entender o plano. Eles disseram o que prepararam e eu expliquei que apenas medir a temperatura e avaliar as cavidades nasal e oral não era eficaz para a triagem. Nisso, a gente já tinha separado a ficha das pessoas que seriam repatriadas e começamos a analisar uma por uma e separá-las em cada aeronave de acordo com o perfil médico.

Fizemos uma parada fora do previsto em Varsóvia, na Polônia, para o Ministério das Relações Exteriores articular nosso pouso em Wuhan, pois havia uma mudança por parte da China. Aproveitei para descansar e pensei na necessidade de preparar a aeronave, pois seria preciso fazer a reavaliação de temperatura, a saturação, a ausculta pulmonar e trocar a máscara dos repatriados a cada três horas. Também isolamos áreas com lonas plásticas para diminuir o risco de esbarrão e separamos e distribuímos álcool gel em toda a aeronave. A parada em Varsóvia foi sensacional para arrumar tudo.

Em Varsóvia, troquei de aeronave, mas meu passaporte ficou com o despachante na anterior. Chegando na China, esse foi o primeiro problema. O oficial chinês estressado perguntou por que 20 pessoas e só 19 passaportes. Aí eu levantei e comecei a falar mandarim com ele, que levou um susto. Pedi desculpa e expliquei o ocorrido. Então, ele me deixou buscar o passaporte na outra aeronave. Eu estava vestida com um macacão, com máscara e óculos de proteção. Aí saio correndo até a outra aeronave e o pessoal não sabia quem era quem. Lembro que quando eu cheguei na porta, eles falaram: 'Stop!'. Respondi: "Calma, gente, sou eu, meu passaporte está aqui". Depois descobri que eles acharam que fosse uma chinesa entrando correndo.

Passaporte resolvido. Pedi para iniciar a triagem, o oficial chinês disse que os médicos deles já haviam feito. Eu disse: "Não, a gente vai fazer de novo, senão ninguém sobe." Encaminhei as pessoas para uma área do aeroporto na qual era possível fazer a triagem e começamos a delegar a função de cada um, quem ia ver a temperatura, escutar o pulmão, ver a oxigenação. Tinha uma pessoa com Síndrome do Pânico nas fichas que analisamos previamente, era um chinês de 2 metros de altura, marido de uma brasileira, perguntei sobre a medicação, pedi para tomar, pois estava preocupada com as horas de voo que íamos enfrentar, pois se ele descompensasse, ninguém conseguiria segurá-lo. Ele tomou o remédio e só aí que a gente permitiu o embarque.

Uma aeronave tinha 22 pessoas e a outra 20. Ao todo, repatriamos 42 pessoas. Mas dessas, cinco eram poloneses, que desceram em Varsóvia. Ninguém apresentou sintomas na triagem. Ficamos, no máximo, 2 horas em território chinês.

Assim que todos embarcaram, foi lido um comunicado que não se tratava de um voo comercial comum, era uma repatriação, então a alimentação não seria como em um voo comum. Para reduzir o risco de contato, foram servidos alimentos prontos, como bolacha, sanduíche, refrigerante, suco em garrafinha. Também foi avisado que as pessoas não poderiam ficar circulando pela aeronave, ter contato com desconhecidos sem necessidade e formar fila para ir ao banheiro. Nossa preocupação era se as pessoas iriam conseguir, se teria agitação, se perderiam a paciência, porque foram quase 52 horas até aterrissarmos no Brasil.

Foram várias paradas demoradas para reabastecimento e não era permitido sair do avião. Todos os países morriam de medo, afinal, estávamos vindo de Wuhan. Acredito que tenhamos batido o recorde de tempo de uso de máscara N-95, porque ficamos o tempo todo com ela. Quando a gente voa em um avião, com a pressurização, a fração de oxigênio já é menor. Então, não sei se por conta da máscara, dava um sono danado. A gente só dormia. Tanto que chegava a hora de comer, eu falava: "Nossa, mas eu acabei de comer." Mas não, eu tinha comido há 6 horas. Tudo que você quer é dormir.

Eu estava em uma área separada dos repatriados, isolada pelo plástico. Eu era a que estava na primeira poltrona perto desse limite. Eu prestava atenção se tinha alguém espirrando ou tossindo. Tinha uma criança de 1 ano e 8 meses também, então eu ficava com medo dela ter alguma agitação. No fundo, eu dormia, mas era um sono superficial.

Depois da parada em Varsóvia e desembarque dos poloneses, paramos para reabastecer nas Ilhas Canárias, na Espanha, depois em Fortaleza e, finalmente, chegamos a Anápolis.

Lembra que eu não ia ficar de quarentena, né? Só levei uma mochila. Mas daí veio a ordem dos militares que todos ficariam de quarentena em Anápolis. Eu fiquei, tipo: "Oi? Como?" Foi uma determinação do Ministério da Defesa. Eu falei que não pertencia ao Ministério da Defesa, era consultora do Ministério da Saúde. Eles ficaram perdidos, sem saber o que fazer. E, então, peguei o ônibus de volta para Brasília com os demais militares que não ficariam de quarentena, mas no meio do caminho o coronel recebeu uma ligação, virou e falou para o motorista: "Pode parar o ônibus, todo mundo vai voltar para a base em Anápolis".

Voltamos e falei: "Pera aí, mas como que a gente vai ficar de quarentena? Eu não trouxe nada, falaram que a gente não tinha que ficar," Tinha sido um acordo do Ministério da Saúde com o Ministério da Defesa. Agora, todos iam ficar e fazer o teste. Eu estava tão cansada que eu só queria saber para qual quarto eu iria. Liguei para o meu colega do Ministério da Saúde e ele disse: "Ho, desculpa, não era para ter ficado. Mas você vai ficar só até sair o resultado do teste". Falei: "Tá bom, mas eu preciso de roupa". Em seguida, me liga uma moça para perguntar o tamanho para comprar roupa para mim.

Depois que saiu o resultado, todo mundo negativo, pensei que iríamos embora, mas falaram que era para esperar mais um exame. Fiquei irritada e disse: "Estou como consultora técnica e estou falando para vocês que eu não tenho que ficar."

Aí veio o brigadeiro falar comigo. Eu não tenho ideia de patente militar. Ele tentou me explicar o porquê eles decidiram: "Doutora, entenda, eu tenho mais de 35, 40 anos de serviço militar, eu sou um brigadeiro 3 estrelas, isso nunca aconteceu na modernidade da medicina e eu estou apenas obedecendo ordem". Na minha cabeça, o máximo de patente é general. Hotel tem 5 estrelas, ele é só 3 estrelas, tem alguém acima dele. Ou seja, comparei a patente militar com categoria de hotel. Depois eu descobri que ele era o maior cargo da aeronáutica.

Depois de muito tempo brigando com ele, falei: "Eu não sou do Ministério da Saúde, não sou do Ministério da Defesa, eu sou uma consultora técnica e estou dizendo tecnicamente o porquê não preciso ficar de quarentena." Aí falei que esperaria o segundo teste e ele garantiu que se viesse negativo eu iria embora. Eu já estava bravíssima e pedi para ele explicar para a minha chefe, a Dra. Eloísa Bonfá, a pessoa mais brava do HC, porque eu tinha que ficar (risos). Por fim, ele ligou para a Dra. Eloísa e ela me ligou e pediu para eu não criar expectativa de ir embora antes da quarentena, mesmo que o teste desse negativo.

Ela disse que ele só me elogiou e disse o quão fundamental seria que eu ficasse na base militar. Coloquei então na minha cabeça que eu ia ficar, foi mais fácil. Fiz o segundo teste, saiu negativo. O brigadeiro disse que seria importante todos saírem juntos da base militar, que minha presença seria um porto seguro. Eu já estava preparada psicologicamente para isso e fiquei. Nesse tempo de quarentena, participei de videoconferências com o Ministério da Saúde, Comitê de Crise do HC, Organização Pan-americana de Saúde e, ainda, com o Hospital Militar no Rio. Ficava o dia todo no quarto nas reuniões virtuais.

Fomos tratados muito bem, a comida era muito boa, todo mundo ficou muito agradecido com tudo que o Governo Brasileiro fez. Eles tinham notícias de como eram as repatriações nos outros países. A maior parte deixava os repatriados na cabana, tipo tendas. No Brasil, todos os quartos tinham ar-condicionado, frigobar que era reabastecido com suco e refrigerante o tempo todo. A gente brincou que só faltou a piscina e o sol. A nossa quarentena terminou no dia 23 de fevereiro, no mesmo dia que o primeiro caso de Covid-19 foi confirmado em São Paulo.

Participar da repatriação foi um processo muito natural para mim. Quando recebi o convite, era algo que estava ao meu alcance, então qualquer pessoa no meu lugar faria o mesmo. Tanto que eu aceitei na hora. Avisei meus familiares na terça-feira quando estava indo para Brasília e eles falaram: 'É a sua cara'. Tive muito apoio. Sinceramente, não achei que estava fazendo algo a mais. Pra mim, era algo dentro da minha capacidade de ajudar e eu estava exercendo a cidadania.

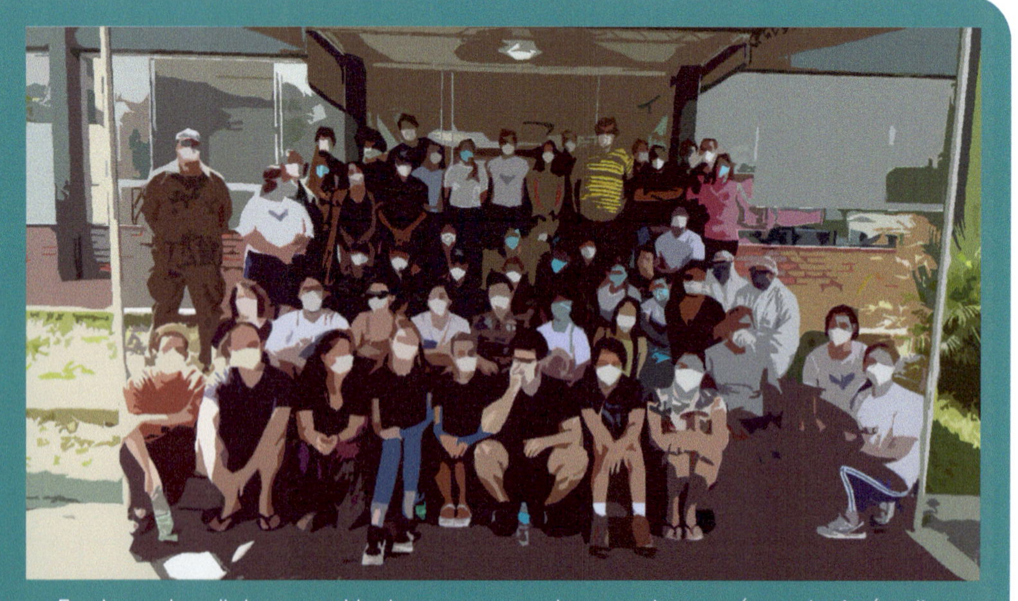

Equipe e brasileiros repatriados em quarentena na base aérea de Anápolis.

Se o tempo voltasse, com certeza eu faria tudo de novo. Alguém na medicina atual conseguir fazer repatriação em uma quarentena, acho que poucas pessoas tiveram a oportunidade de vivenciar isso. Tanto que eu agradeço o que para mim foi indescritível, uma experiência única na minha vida.

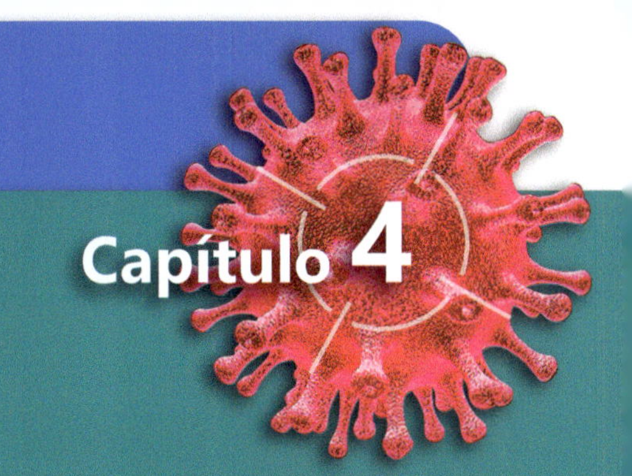

Capítulo 4

Cuidando do Nosso Time

Euripedes Constantino Miguel Filho

Talvez a saúde mental nunca tenha estado tão em pauta como no período da pandemia da COVID-19. Além da doença em si, a população se deparou com incertezas, perdas e isolamento social junto à insegurança envolvendo questões econômicas e políticas. Algumas famílias se viram confinadas em casa com os filhos fora da escola, mantendo seus empregos, mas com os desafios do trabalho remoto, da educação à distância e da convivência em período integral. Outras pessoas ficaram meses completamente sozinhas. E um outro grupo, atuante nos segmentos de serviços essenciais, se manteve em suas rotinas profissionais em meio aos riscos de exposição ao vírus no ambiente público.

As pessoas se viram emocionalmente sobrecarregadas com todas essas circunstâncias. Uma parte delas, que trabalha no setor de saúde, foi protagonista dessa história. Médicos, enfermeiros, auxiliares de enfermagem e todos os demais profissionais que permaneceram nos hospitais vivenciaram dilemas pessoais, como a possível disseminação do vírus no ambiente doméstico, aliado a longas horas de trabalho e estresse emocional de lidar com uma doença praticamente desconhecida.

Houve homenagens da sociedade a eles, como aplausos coletivos nas janelas dos prédios de quem estava confinado, capas de revistas com fotos das marcas nos rostos deixadas pelos Equipamentos de Proteção Individual (EPIs), símbolo de dedicação ao enfrentamento da COVID-19, e a hashtag #FiqueEmCasa nas redes sociais como um pedido de apoio para aliviar a carga de trabalho de quem estava na linha de frente.

Paralelo a isso, o Hospital das Clínicas (HC) desenvolvia desde as primeiras notícias sobre a possível disseminação do novo coronavírus no Brasil, um projeto para cuidar da saúde mental de seus mais de 21.000 colaboradores, ciente do impacto de uma pandemia no profissional de saúde. É ele o primeiro a ser infectado, existe a preocupação de contaminar a família e, não raro, a necessidade de sair de casa temporariamente para proteger pais idosos ou filhos. Existe o estresse e a preocupação com a sobrecarga de trabalho e, muitas vezes, a insegurança financeira, já que parte de quem atua em uma área considerada contaminada precisa abrir mão de plantões em áreas não contaminadas, ou seja, que não tratam a doença.

Sem contar o dilema ético da tomada de decisão diante do limite de atendimento e possível colapso do sistema de saúde, como em casos de alta demanda e escassez de leitos, quem é atendido, quem vive e quem morre. Há ainda a necessidade de ter de conviver com o abalo emocional nos momentos de dar notícias não tão boas. O impacto psicológico equivale a uma grande catástrofe, como um tsunami ou terremoto, mas, nesse caso, um desastre biológico.

A pressão de todas essas situações e suas consequências deixam os profissionais ansiosos, deprimidos, podendo provocar transtornos mentais de diversas naturezas e resultar em pedidos de licença ou até de demissão. O hospital tem recursos humanos limitados para combater a guerra e não poderia perder soldados. A percepção institucional do HC, por meio do Comitê de Crise e Diretoria Clínica, e da Faculdade de Medicina da Universidade de São Paulo (FMUSP) era criar um programa que pudesse minimizar o impacto psicológico nas equipes.

Nesse contexto, o Departamento de Psiquiatria da FMUSP assumiu o protagonismo e convidou todas as frentes que tinham interface com saúde mental para organizar um programa, como a Divisão de Psicologia do Instituto Central (IC), o Núcleo de Humanização do HC, os departamentos de Terapia Ocupacional, Fonoaudiologia e Fisioterapia e o Centro de Apoio aos Colaboradores (CEAC) além de profissionais voluntários não ligados diretamente ao HC totalizando mais de 300 profissionais.

O equipamento de proteção individual (EPI) da saúde mental

O desenvolvimento do programa começou em fevereiro de 2020. A proposta trouxe três componentes: educativo, assistencial e de pesquisa, atendendo a necessidade completa do HC. Era preciso ter certeza que o profissional de saúde estivesse cuidando de si mesmo, de seus medos e aflições, para que pudesse cuidar dos pacientes. Dado o papel de liderança e pioneirismo da instituição, a expectativa era que a iniciativa fosse um modelo para outros centros replicarem.

Foi assim que nasceu o COMVC-19, o EPI de Saúde Mental do Profissional da Saúde, nome pensado em alusão à preocupação com a falta de EPIs, como as máscaras, no início da pandemia. O programa publicou um site para reunir os conteúdos que dariam suporte à proposta, sendo um equipamento para proteção da saúde mental dos colaboradores do HC.

A série de vídeos postada na página, gravada por professores, médicos e outros profissionais da área de saúde, foi dividida em cinco tópicos:

- Atenção aos Profissionais de Linha de Frente ao Combate à Covid-19;
- Como se Prevenir dos Transtornos Mentais;
- Riscos e Manejos dos Transtornos Mentais;
- Preparação de Atendimento ao Covid-19; e
- Vídeos Motivacionais.

Basicamente, os vídeos de cinco minutos traziam sugestões de práticas para proteger a saúde mental durante a pandemia e os mais longos, de 10 minutos, eram de treinamentos para os profissionais de saúde que iriam administrar tratamentos e intervenções. O material integra o componente educativo do programa ao disseminar informação para a comunidade do HC.

No mesmo componente educativo, como estágio, os residentes de psiquiatria foram colocados para atender os profissionais de saúde por meio de uma linha direta criada para o COMVC-19. Eles tinham acesso aos vídeos de treinamento direcionados a aperfeiçoar esse atendimento ao lado dos vídeos informativos sobre saúde mental, direcionado às pessoas em geral.

Foram mais de 50 vídeos postados com a abordagem de assuntos como saúde mental em emergência e desastres, protocolo de atendimento de paciente com Covid-19, impacto psicológico na quarentena, como lidar com pacientes difíceis, reação ao luto, terapia focada na compaixão, como cuidar do sono, como utilizar mídias sociais em tempos de crise, manejo do estresse, *burnout* em tempos de pandemia, avaliação do risco de suicídio, primeiros cuidados psicossociais, atendimento on-line, entre outros temas interessantes e relevantes.

Ainda no componente educativo, logo no início da pandemia, os profissionais envolvidos no programa redigiram o artigo *How Institutions Can Protect the Mental Health and Psychosocial Well-Being of Their Healthcare Workers in the Current COVID-19 Pandemic* para disseminar conhecimento a outras instituições, o qual foi publicada na prestigiada revista *Clinics*.

Cuidar de você para cuidar do outro

A *hotline* criada para os profissionais de saúde do HC é parte do componente assistencial do COMVC-19. Duas linhas telefônicas estavam disponíveis 24 horas nos sete dias da semana, os residentes de psiquiatria atendiam, acolhiam faziam a triagem dos colaboradores, buscando o direcionamento ideal para as questões relatadas, se seria atendimento psicológico ou encaminhamento para psiquiatria clínica ou ambos. Sempre com uma resposta acolhedora, como "Você vai procurar uma pessoa com uma abordagem mais psicoterápica" ou "Você vai precisar de um tratamento medicamentoso". A consulta em si era agendada de forma mais breve possível, sendo no máximo em 48 horas após a ligação.

O atendimento on-line dos profissionais era composto por uma equipe de psiquiatras clínicos, residentes de psiquiatria, psicoterapeutas e psicólogos. Um contrato de assistência era inicialmente estabelecido com um limite de 30 dias, podendo ser renovado se necessário. As teleconsultas eram realizadas de forma remota. Foram atendidos mais de 400 colaboradores e realizados mais de 2.000 atendimentos. Os sintomas mais prevalentes eram os sintomas ansiosos, dificuldades de sono e sintomas depressivos. Entre as ações de assistência também foi oferecido atendimento especializado para queixas de sono, já que o descanso de qualidade é essencial para o bem-estar integral, e atividades esportivas isoladas.

O programa era monitorizado sendo pedido que os colaboradores atendidos avaliassem o programa. Os *feedbacks* positivos foram acima de 90%.

Cabe dizer também que 32 residentes do instituto de Psiquiatria também foram enviados para atuar como médicos generalistas no pronto-socorro, nas enfermarias e na UTI na linha de frente do COVID. As vezes a melhor ajuda pode ser simplesmente mais "braços" para aliviar o trabalho de todos os colegas das outras especialidades.

Em termos de ações preventivas houve um olhar sensível às necessidades básicas dos profissionais. Não era cuidar só da saúde mental e, sim, daquilo que os deixava estressados, uma forma de identificar fatores de risco. Apareciam na *hotline* questões como a necessidade de ter rodízios ou reposição de estágios, no caso dos residentes, ou micro-ondas, dormitório ou cortina, em relatos de enfermeiros. O programa começou a ter ouvido para isso e atuar junto ao Comitê de Crise no sentido de levar as reivindicações que seguiam para a administração. Tudo fazia sentido como forma de diminuir as fontes de estresse.

Também no campo preventivo, equipes do programa praticavam uma intervenção preventiva proativa. Eles visitavam os profissionais em situação de maior risco, como enfermarias, para conversar e colocar o programa à disposição para suporte psicológico, caso eles vissem necessidade de uma intervenção. Isso é relevante já que, de forma geral, profissionais de saúde não procuram ajuda. Ao identificar alguém mais ansioso por exemplo, era feita uma abordagem amigável sugerindo o acompanhamento do programa. Foi o que foi feito com a liderança inteira do Comitê de Crise. Todos toparam, pois estava clara a necessidade de se cuidar bem para cuidar bem do outro.

O COMVC-19 também criou um treinamento de capacitação para lideranças de diversos setores do hospital com o objetivo de treiná-los para uma escuta mais qualificada e mais ativa das necessidades psicológicas das pessoas ao redor delas e, diante disso, a possibilidade de ajudá-las objetivamente como resolver situações emergentes ou buscar a ajuda necessária. Logo de cara, o Instituto de Radiologia (RAD) pediu o treinamento para 40 pessoas, depois 140 pessoas do Instituto do Coração (Incor) foram treinadas. E a intervenção seguiu para áreas específicas identificadas como mais relevantes ou com mais sofrimento diante da situação, como o Pronto Socorro, a Enfermaria de Doenças Infecciosas, as Unidades de Terapia Intensiva (UTIs.) Era feita uma reflexão com os profissionais e depois eles eram capacitados para olhar para eles mesmos e para cuidar das pessoas a seu redor.

Outra intervenção preventiva foi a abertura da Associação Atlética Acadêmica Osvaldo Cruz dos alunos da Faculdade de Medicina (que estava fechada devido ao isolamento social) de forma exclusiva para que os profissionais de linha de frente pudessem praticar esportes. Sabe-se que a prática de atividades físicas é um grande fator protetor da saúde mental.

Na mesma toada preventiva, porém, de modo mais focado houve outra iniciativa, nesse caso, voltada para os profissionais de enfermagem. Eles foram identificados como parte de um grupo de maior risco devido à aplicação das técnicas instrumentais. Para eles, o Núcleo de Humanização criou a *Enfermagem que Acolhe*, uma roda de conversa para falar o que estavam sentindo e trazer questões ligadas à sua prática que poderiam ser investidas ou melhoradas.

Também foi desenvolvida um plano para acolher os que foram infectados. A equipe de terapia ocupacional acompanhava as pessoas que contraíram a COVID-19 e estavam de licença médica. Durante a quarentena da doença, elas recebiam orientações de como passar melhor esse período e se preparar para o retorno.

Tecnologia como aliada

A tecnologia foi essencial para dar suporte às ações do COMVC-19. Além do site como plataforma para os vídeos de treinamentos e sugestões de proteção para a saúde mental e as teleconsultas nos atendimentos dos colaboradores, a comunicação virtual também esteve presente por meio do aplicativo de mensagens WhatsApp usado para compartilhamento de vídeos com mensagens motivacionais para as equipes.

Graças a uma doação da iniciativa privada foi possível o desenvolvimento de um aplicativo, o COMVC, que permitia que cada indivíduo fizesse um *screening* e se fosse o caso recebesse o adequado encaminhamento. O COMVC também enviava vídeos de promoção de saúde mental para cada indivíduo de acordo com o resultado da sua avaliação inicial no APP.

O programa também criou uma reunião cientifica para falar sobre COVID-19 pela plataforma YouTube. Uma delas, no contexto da preocupação dos residentes com o estágio, foi trabalhado o sentimento de pertencimento institucional e a relevância do HC para a sociedade, para a cidade e o estado de São Paulo e, indiretamente, para o Brasil. Professores eméritos da FMUSP contaram histórias das grandes situações críticas que o país viveu, como a gripe espanhola, e como o HC funcionou no período, entre outros depoimentos que reforçaram a importância da instituição para impedir o colapso do sistema público de saúde durante a pandemia. A partir daí, começaram a ser produzidos e compartilhados vídeos semanais para os profissionais da linha de frente resgatarem o sentido maior de sua profissão.

Entendendo as intervenções

Já no componente de pesquisa do programa, a proposta foi estabelecer medidas objetivas para testar as intervenções utilizadas, permitindo avaliação e modificação das ações bem como sua multiplicação.

Foi submetida ao Comitê de Ética uma pesquisa que procurava monitorar a saúde mental dos mais de 20 mil funcionários do HC durante a pandemia. As perguntas avaliavam ansiedade, depressão, sintomas de estresse pós-traumático e relacionados ao trabalho, assim como *burnout*. O objetivo era, a cada 15 dias, uma avaliação para ver a evolução e tentar identificar fatores de risco que poderiam ser foco de abordagens e intervenções específicas.

Após a aprovação da pesquisa pela comissão interna de pesquisa internacional, iniciou-se o preenchimento dos formulários pelos colaboradores. A ideia foi publicar o resultado dos dados coletados e, por meio de uma comunicação internacional, para as pessoas terem acesso a essas informações para lidar com essa e futuras epidemias.

Alguns dos *papers* já foram publicados, como *"COMVC-19: A Program to protect healthcareworkers'during the COVID-19 Pandemic. What we have learned"*, *"COMVC-19: A Program to protect healthcareworkers'during the COVID-19 Pandemic and the second wave of the pandemic: A new moment and the impact of previous experiences"* e *"Dimensions of emotional distress among Brazilian workers in a COVID-19 reference hospital: A factor analytical study"*. Ambos na Revista Clinics. Estes artigos descrevem em detalhe o Programa COMVC-19 bem como seus resultados na primeira onda.

Recentemente foi aceito na revista *World Journal of Psychiatry*, o primeiro artigo com os dados da coorte dos colaboradores do HC, com o título *"Dimensions of emotional distress among Brazilian workers in a COVID-19 reference hospital: A factor analytical study"*. Entre outros achados, esse artigo revela que o "apoio institucional' nos cuidados de seus profissionais de saúde foi um fator protetor na expressão de dimensões de estresse emocional nesta população.

Quem cuida de quem cuida de quem cuida

O Prof. Dr. Eurípedes Constantino Miguel, médico psiquiatra, professor titular e então chefe do Departamento de Psiquiatria da Faculdade de Medicina da FMUSP, foi responsável por liderar o projeto de cuidado dos colaboradores do HC. Mas quem cuida de quem cuida? Ele conta como passou por esse período, reforçando a necessidade de atenção de si mesmo sendo um especialista da área.

"Eu pessoalmente, como psiquiatra, a minha vida inteira investi no meu autoconhecimento incluindo atividades como a minha psicoterapia. Isso, porque para ajudar o outro você vai precisa de alguma forma dar o exemplo, mas também se conhecer. Quando começou a pandemia, eu não estava fazendo psicoterapia pessoal. Então, liguei para o meu psicoterapeuta antigo, que é um senhor que já tem 80 e poucos anos, e fiz uma sessão com ele. Falei sobre o momento e como o que estava acontecendo estava impactando em mim. Uma das coisas que tratamos foi a minha identificação do médico como herói, aquele que se expõe na frente para salvar o outro.

Conversamos sobre como lidar com essa ideia de uma forma que não representasse se colocar numa situação indestrutível. A onipotência de achar que você pode tudo. Tratei um pouco disso com ele. Ou seja, como eu poderia dar para o meu herói essa vontade de fazer e realizar e também respeitando os meus limites e a minha vulnerabilidade. Me proteger e, ao mesmo tempo, também não passar isso para os meus residentes. Ajudá-los a trabalhar com esses heróis onipotentes em cada um de nós. Ajudar a buscar ajuda, que não é fácil também. Entender que não se pode fazer mais além de um certo limite, mas ao mesmo tempo o que podemos fazer bem feito. Daí, depois desse meu autocuidado, fui criando propósitos e atividades de promoção da minha própria saúde, esses que vimos sendo divulgados aos montes sobre como se cuidar na pandemia.

Levei muito a sério, fiz atividade física, corria quatro vezes por semana. Faço hipismo, salto a cavalo. Os clubes de hipismo fecharam, mas o trabalho com os cavalos continuou e eu podia ir lá cuidar do meu. Parei de ver um pouco a mídia também. Fiz um curso novo na área de comunicação. Trabalhei muito nesse período, mas foi de uma maneira saudável. Tentei sempre ser um bom exemplo. Procurei cuidar de diversos setores da Instituição, das lideranças, e parar algumas vezes para refletir e voltar e investir mais nas pessoas. Nossos residentes que estavam na linha de frente receberam psicoterapia também. Cuidamos muito bem de nós para cuidar melhor das pessoas. Dando o exemplo.

Havia, claro, medo. Como que vai ser se eu me contaminar? E se eu contaminar minha mulher? E se ela for pra uma UTI e morrer? Como eu vou ficar comigo mesmo se isso acontecer? A incerteza econômica, pagar as contas, o impacto que isso vai ter na sociedade, nas pessoas mais humildes. O medo pessoal eu sempre tive. Mas como eu estou no Instituto de Psiquiatria, e não na linha de frente, foi mais fácil. Mesmo assim deu para empatizar um pouco com as pessoas que estavam lá, sentir na pele um pouco as preocupações.

Acho que foi também um momento de parar e movimentar a energia para fazer algo de relevância social, para as pessoas. E, nessa experiência de fazer algo, fui surpreendido positivamente de uma forma muito incrível pela solidariedade das pessoas e sua prontidão para ajudar e fazer algo. Eu, como liderança, comecei muitos projetos e todos puderam ser levados adiante porque as pessoas estavam disponíveis para ajudar como eu nunca vi em toda a minha carreira. Tudo que a propusemos era desenvolvido rapidamente porque todos davam seu melhor. Da mesma forma, outros setores da sociedade estavam interessados em ajudar. Assim conseguimos facilmente investimentos para os projetos, como doações materiais e de tempo de recursos humanos altamente qualificados. Havia esse movimento de disponibilidade das pessoas de dar o seu melhor pelo outro.

É muito engraçado que em momentos assim, críticos, a gente consegue vislumbrar várias ideias e consegue desenvolver tudo de uma forma que em uma situação habitual talvez não acontecesse. É curioso isso."

O Dr. Pedro Fukuti médico psiquiatra era preceptor do departamento de psiquiatria da Faculdade de Medicina da USP, durante 2020, e colaborou junto com outros colegas na supervisão e organização do programa COMVC-19, sob liderança do Prof. Euripedes Constantino Miguel.

"No início da pandemia, pensávamos apenas em montar um ambulatório de saúde mental especifico para os profissionais de saúde, porém, logo começamos a pensar grande. Além da *hotline* e da parte assistencial, implementamos ações preventivas gerais para diminuir a quantidade de pessoas em sofrimento psíquico e que exigisse tratamento. Alguns exemplos são: a melhora do ambiente de trabalho em todo o hospital, disseminação de psicoeducação, estimulo à pratica de esportes com a abertura da atlética da Faculdade de Medicina da USP para os profissionais puderem praticar esportes.

Quando em 2008 entrei como calouro pela primeira vez na Faculdade de Medicina da USP e no Hospital das Clínicas, instituição sólida e grandiosa, a quem devo toda a minha formação profissional, jamais imaginaria que junto com uma equipe de saúde mental pudesse influenciar de forma tão ampla o maior hospital público do Brasil durante uma crise como essa. Aprendi ser menos crítico e pessimista e mais propositivo e otimista. Aprendi que é possível juntar e organizar uma grande equipe com um objetivo comum e conquistar resultados. Aprendi que os psiquiatras devem ter uma postura mais ativa e preventiva, e não apenas se limitar ao tratamento. Mas, sobretudo, com essa experiência tornei-me uma pessoa e um profissional melhor e com a certeza de que colaborei com o que podia no combate à pandemia. Vencemos a guerra!"

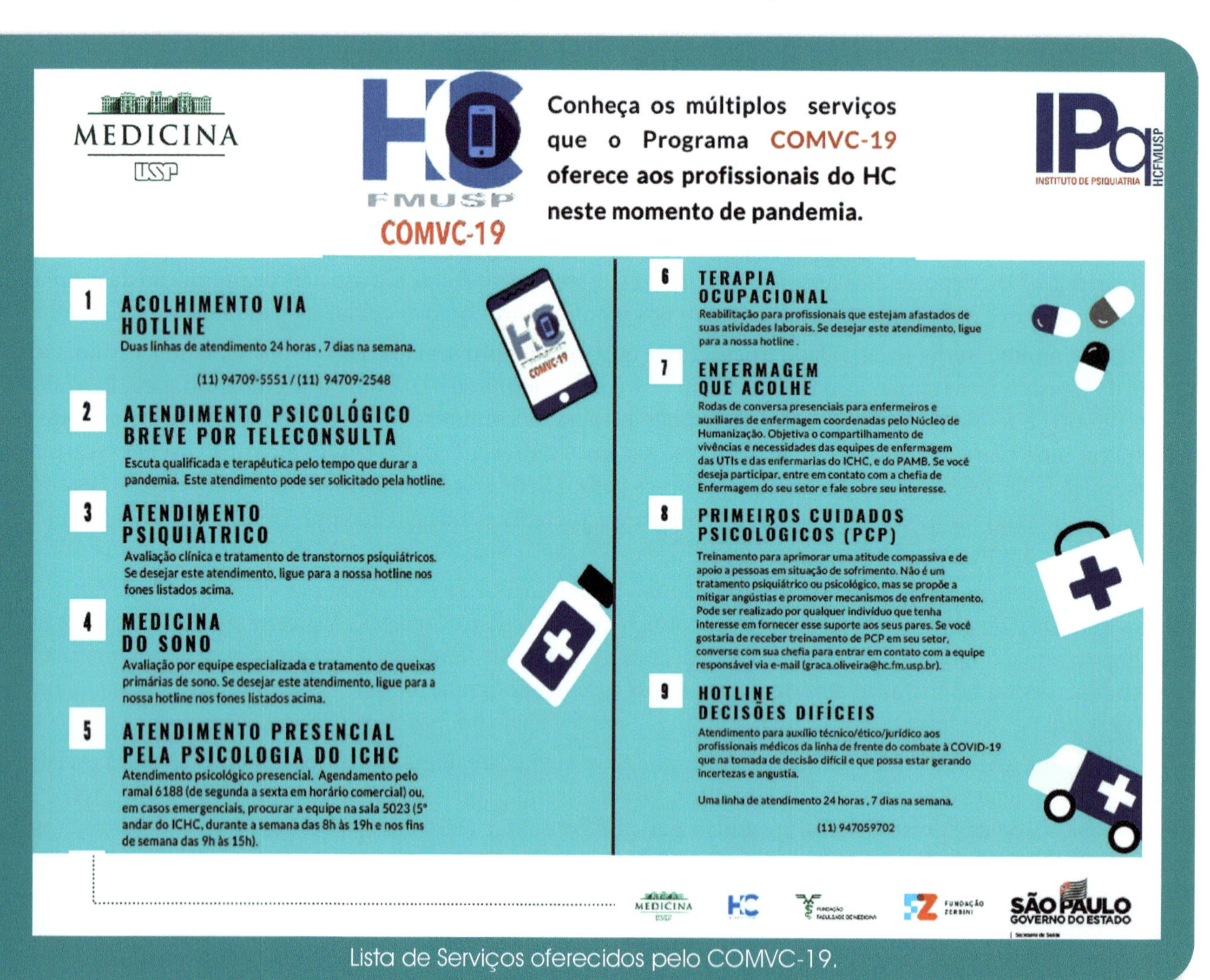
MEDICINA
USP
FMUSP
COMVC-19
Conheça os múltiplos serviços que o Programa COMVC-19 oferece aos profissionais do HC neste momento de pandemia.
IPq
INSTITUTO DE PSIQUIATRIA
HCFMUSP
1 ACOLHIMENTO VIA HOTLINE
Duas linhas de atendimento 24 horas , 7 dias na semana.
(11) 94709-5551 / (11) 94709-2548
2 ATENDIMENTO PSICOLÓGICO BREVE POR TELECONSULTA
Escuta qualificada e terapêutica pelo tempo que durar a pandemia. Este atendimento pode ser solicitado pela hotline.
3 ATENDIMENTO PSIQUIÁTRICO
Avaliação clínica e tratamento de transtornos psiquiátricos. Se desejar este atendimento, ligue para a nossa hotline nos fones listados acima.
4 MEDICINA DO SONO
Avaliação por equipe especializada e tratamento de queixas primárias de sono. Se desejar este atendimento, ligue para a nossa hotline nos fones listados acima.
5 ATENDIMENTO PRESENCIAL PELA PSICOLOGIA DO ICHC
Atendimento psicológico presencial. Agendamento pelo ramal 6188 (de segunda a sexta em horário comercial) ou, em casos emergenciais, procurar a equipe na sala 5023 (5° andar do ICHC, durante a semana das 8h às 19h e nos fins de semana das 9h às 15h).
6 TERAPIA OCUPACIONAL
Reabilitação para profissionais que estejam afastados de suas atividades laborais. Se desejar este atendimento, ligue para a nossa hotline .
7 ENFERMAGEM QUE ACOLHE
Rodas de conversa presenciais para enfermeiros e auxiliares de enfermagem coordenadas pelo Núcleo de Humanização. Objetiva o compartilhamento de vivências e necessidades das equipes de enfermagem das UTIs e das enfermarias do ICHC, e do PAMB. Se você deseja participar, entre em contato com a chefia de Enfermagem do seu setor e fale sobre seu interesse.
8 PRIMEIROS CUIDADOS PSICOLÓGICOS (PCP)
Treinamento para aprimorar uma atitude compassiva e de apoio a pessoas em situação de sofrimento. Não é um tratamento psiquiátrico ou psicológico, mas se propõe a mitigar angústias e promover mecanismos de enfrentamento. Pode ser realizado por qualquer indivíduo que tenha interesse em fornecer esse suporte aos seus pares. Se você gostaria de receber treinamento de PCP em seu setor, converse com sua chefia para entrar em contato com a equipe responsável via e-mail (graca.oliveira@hc.fm.usp.br).
9 HOTLINE DECISÕES DIFÍCEIS
Atendimento para auxílio técnico/ético/jurídico aos profissionais médicos da linha de frente do combate à COVID-19 que na tomada de decisão difícil e que possa estar gerando incertezas e angustia.
Uma linha de atendimento 24 horas , 7 dias na semana.
(11) 947059702
MEDICINA
HC
FUNDAÇÃO FACULDADE DE MEDICINA
FUNDAÇÃO ZERBINI
SÃO PAULO
GOVERNO DO ESTADO

Lista de Serviços oferecidos pelo COMVC-19.

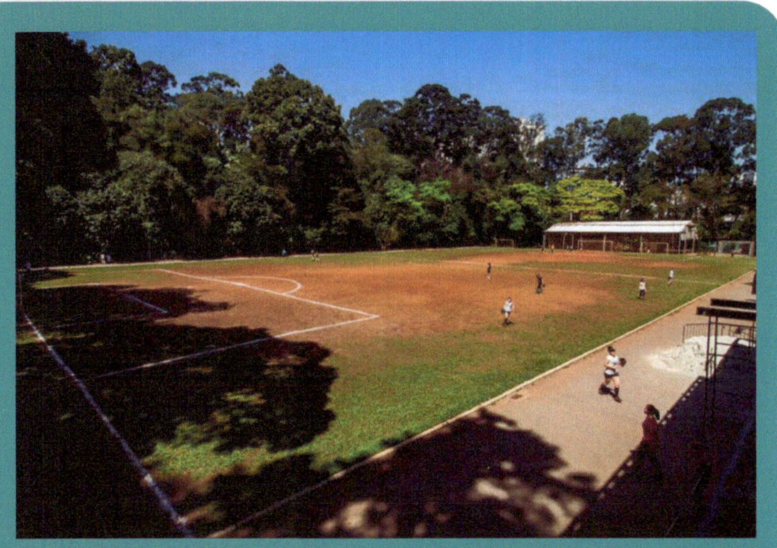

Atlética da Faculdade de Medicina da USP foi utilizadas em programas de decompressão de colaboradores.

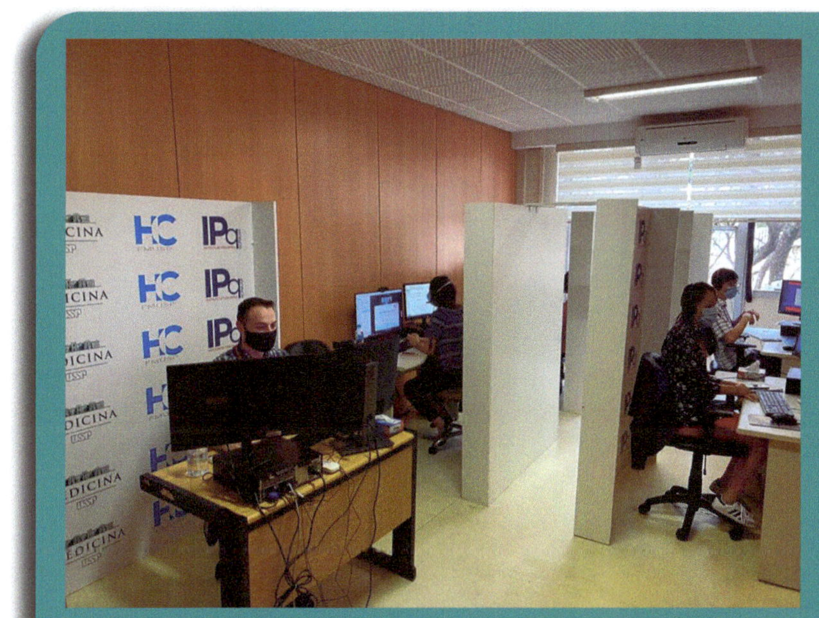

Teleambulatório de psiquiatria e psicoterapia oferecidos aos colaboradores.

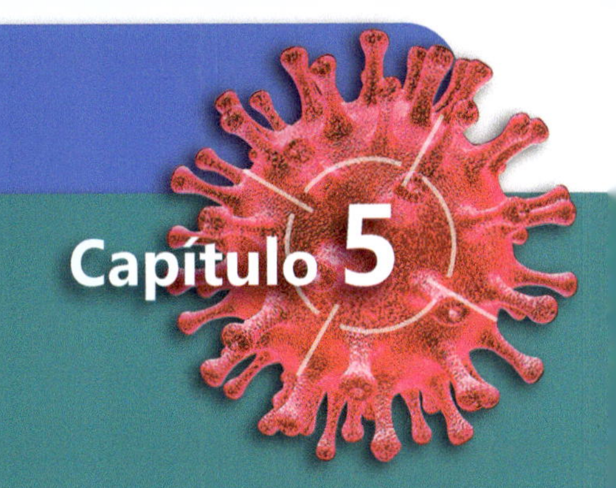

Decisões Compartilhadas

Maria Beatriz de Moliterno Perondi
Anna Miethke Morais

É uma loucura. É um absurdo. Que exagero. Impossível. Vai acabar com o hospital.

Essas foram as frases mais ouvidas por Beatriz Perondi e Prof. Eloisa Bonfá, coordenadoras do comitê de crise do HC, durante o processo de reservar todos os 900 leitos do Instituto Central exclusivamente para o tratamento dos pacientes infectados com o novo coronavírus.

Isso significava ter de transferir as especialidades clínicas – e remover todos os 460 pacientes internados nas enfermarias e nas UTIs do Instituto Central – para as outras sete unidades do complexo. Uma operação gigantesca e inédita nos 76 anos de história do Hospital das Clínicas.

Até então, a proposta do comitê de crise era alocar uma área menor de cada Instituto para os casos de Covid-19. Mas todos acompanhavam as grandes proporções que a pandemia vinha tomando no mundo. E o penúltimo fim de semana de março foi decisivo para mudar o rumo do que estava previsto e colocar em prática uma operação de guerra.

Diante do alto contágio e da disseminação rápida da pandemia, Dra. Beatriz propôs no dia 20 de março, sexta-feira, para a Prof. Eloisa o isolamento do Instituto Central, se referindo a uma experiência bem-sucedida no exterior. No sábado a professora Eloisa reavaliou os argumentos em favor desta proposta e ligou para a Dra. Beatriz de manhã solicitando que fizesse um plano para ser apresentado ao Conselho Deliberativo do Hospital. E diante desta mudança de rumo, a Prof. Eloisa passou o final de semana fazendo uma apresentação preliminar da proposta por telefone para os membros deste Conselho. A receptividade foi boa e ficou acordado que iríamos delinear o projeto para ser apresentado para todos.

Corrida contra o tempo

No domingo de manhã, a equipe do comitê de crise já estava trabalhando freneticamente para viabilizar o plano. Era preciso montar o quebra-cabeças da transferência das 33 especialidades que funcionam no Instituto Central. Todas as peças precisavam ser encaixadas perfeitamente para garantir a estrutura de atendimento às vítimas de emergências não relacionadas à Covid-19, como infarto, AVC e acidentes de trânsito, que diariamente chegam ao Hospital das Clínicas.

No fim da tarde de domingo, a diretoria do HC recebeu a visita não previamente agendada do governador de São Paulo João Doria e autoridades da área da saúde. Eles foram conhecer as instalações da UTI de 75 leitos exclusivos para Covid-19, que estava sendo montada no 11° andar do Instituto Central. No caminho, o Prof. Tarcísio, diretor da faculdade, comentou com o então Secretário de Saúde, Prof. David Uip sobre o projeto que estava sendo estudado. O governador Dória, ao ouvir sobre o projeto, adotou-o de imediato e anunciou em *live* que isso estaria sendo realizado, surpreendendo a todos inclusive a Prof. Eloísa Bonfá.

Ninguém da diretoria clínica dormiu direito naquela noite, mas no dia seguinte logo cedo todos já estavam a postos para seguir com as providências. A Prof. Eloisa foi chamada para uma reunião de urgência para se explicar sobre um projeto ainda não aprovado no CONDEL e já anunciado pelo governador. Nesta reunião foi definido que, apesar do atropelo, o plano deveria ser implementado. E foi ressaltada a importância de comunicar a operação de maneira eficiente para os 21 mil funcionários do HC. Organizar a remoção dos pacientes para as outras unidades. Convencer professores, médicos, residentes a cederem suas salas e se mudarem para os outros prédios. Transformar centros cirúrgicos e enfermarias do Instituto Central em UTIs. Montar e treinar equipes com profissionais de diferentes especialidades para o atendimento de Covid-19.

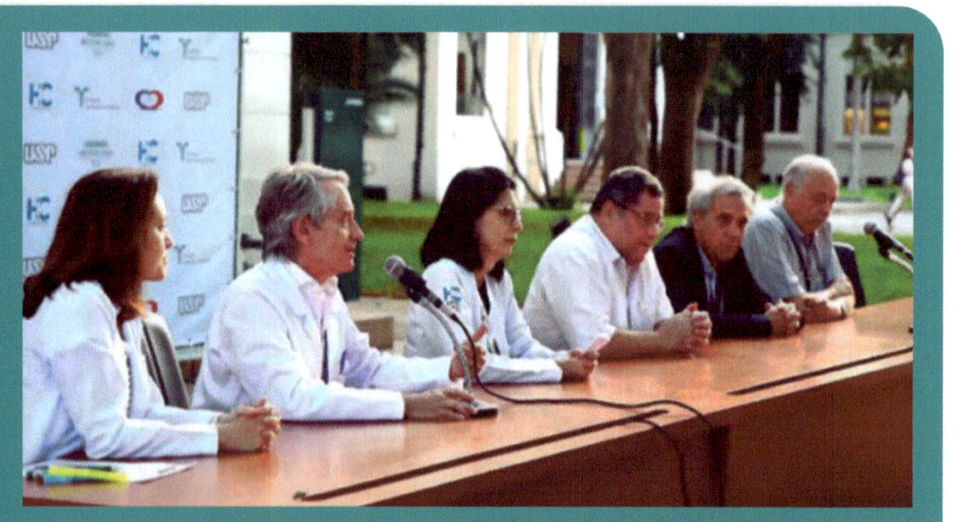

Reunião em frente ao Teatro da Faculdade de Medicina da Iniversidade de São Paulo com representantes da Secretaria da Saúde do Estado de São, Diretoia da Faculdade de Medicina e Comitê de Crise do HCFMUSP.

No dia 30 de março, o Instituto Central isolou seus 12 andares e 178 mil metros quadrados exclusivamente para os casos relacionados à pandemia. Nas semanas de maior pico, chegou a ter 660 pacientes internados ao mesmo tempo, distribuídos pelas 20 alas de UTI e 20 de enfermaria.

A operação, que ainda hoje parece surreal pelo tamanho do desafio que representou, só foi possível com o planejamento e a união de todos, envolvendo diversas equipes das áreas assistencial e administrativa. O que prova que na crise temos que ser criativos e que unidos conseguimos feitos extraordinários.

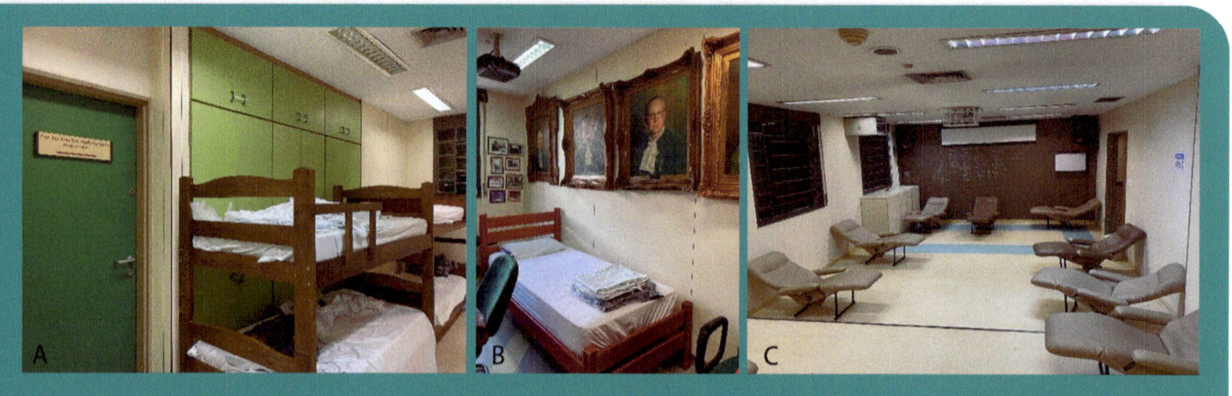

Transformação das salas de professores (A B). Transformação de anfiteatros em salas de repouso e descompressão dos colaboradores (C).

Portas sempre abertas

Quando surgiram, no início de janeiro, as primeiras notícias sobre um novo vírus em Wuhan, na China, e seu alto potencial de contágio, o comitê de crise do Hospital das Clínicas logo entrou em estado de alerta. Criado em 2012 e ligado à diretoria clínica, o comitê já havia sido ativado em outras situações, como o incêndio no Memorial da América Latina (2013) e o massacre da escola Raul Brasil, em Suzano (2019). Mas a maior operação até então ocorreu durante o surto da febre amarela, em meados de 2018. Na ocasião, mais de 300 pessoas foram atendidas no HC, cerca da metade em duas UTIs montadas especialmente para tratar de pacientes em estado grave.

Com o acompanhamento da disseminação de casos do novo coronavírus e informações técnicas de especialistas das áreas de infectologia e epidemiologia, foi tomada a decisão de acionar o plano de desastre no dia 29 de janeiro e preparar o maior complexo de saúde da América Latina para enfrentar a Covid-19.

O primeiro caso da doença em São Paulo só seria confirmado um mês depois, mas a rotina de trabalho já era intensa desde o início das atividades do comitê de crise. Era preciso correr contra o tempo para garantir o suprimento, em quantidades muito maiores do que o habitual, de equipamentos de proteção individual (EPIs) para os colaboradores, desburocratizar processos, definir os fluxos de assistência e tratar de questões relacionadas à infraestrutura. Era uma infinidade de detalhes que muitas vezes mantinham a equipe trabalhando em jornadas de mais de 16 horas, de segunda a segunda.

O dia sempre começava com uma reunião ar livre, na entrada do prédio do Instituto Central, com a participação de cerca de 20 pessoas, entre equipes médicas e áreas de apoio e administrativas. A decisão de realizar os encontros em ambiente externo teve como principal objetivo evitar o risco de contaminação, mas também dar mais leveza a um cenário tenso. Eram as "orações" matinais diante da estátua de Asclépio, segundo a mitologia Grega Deus da Medicina e da Cura.

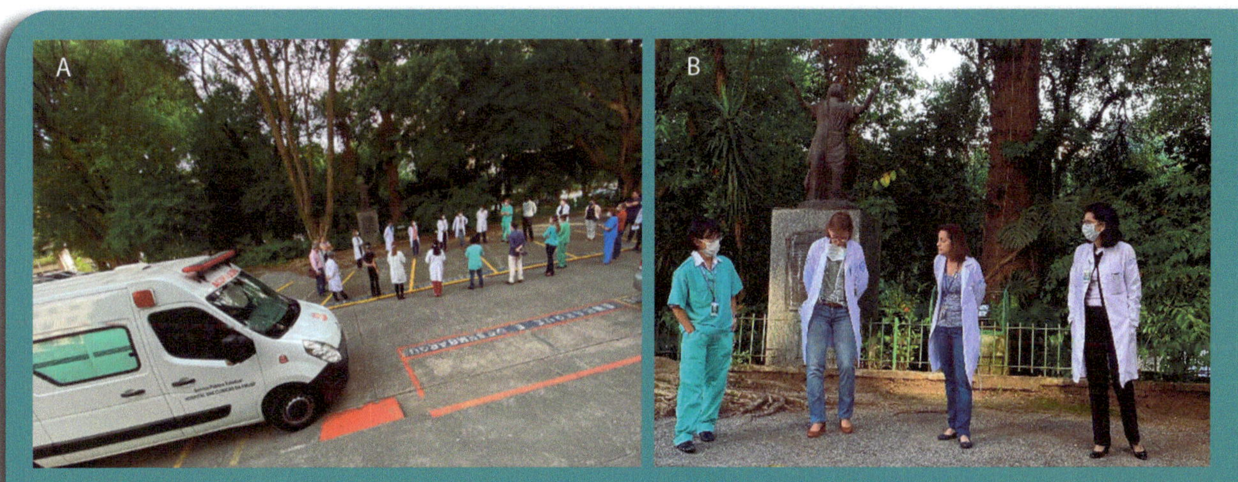

A. Reunião ao ar livre, na entrada principal do Instituto Central do HC com a participação da equipe médica, apoio e administrativa. B. As "orações" matinais diante da estátua de Asclépio, Deus da Medicina e da Cura na mitologia Grega.

Além de todas as atribuições, a coordenação do comitê de crise também atuou como interface da equipe assistencial com a direção do hospital. Ao mesmo tempo em que tratava de questões determinantes, o grupo também estava ao lado das pessoas, tirando dúvidas, administrando as apreensões dos colaboradores, conversando com o colega que ficou abatido com a morte de um paciente, acompanhando as dificuldades do dia a dia.

A princípio, o comitê de crise ocuparia um espaço no Prédio da Administração, onde fica a diretoria clínica. Mas logo se entendeu que as lideranças têm que dar o exemplo e estar na linha de frente, com isso mudamos para o Instituto Central. O comitê era composto de três professores titulares, Prof. Eloisa Bonfá, diretora clínica, Prof. Edivaldo Utiyama, vice-diretor clínico e prof. Aluísio Segurado, presidente do Conselho Diretor do Instituto Central e mais quatro gestoras médicas especialistas em desastres, Dra. Beatriz Perondi, Dra. Anna Miethke Moraes, Dra. Leila Letaif e Dra. Amanda Montal. Instalado no piso da entrada principal, as portas do comitê permaneciam sempre

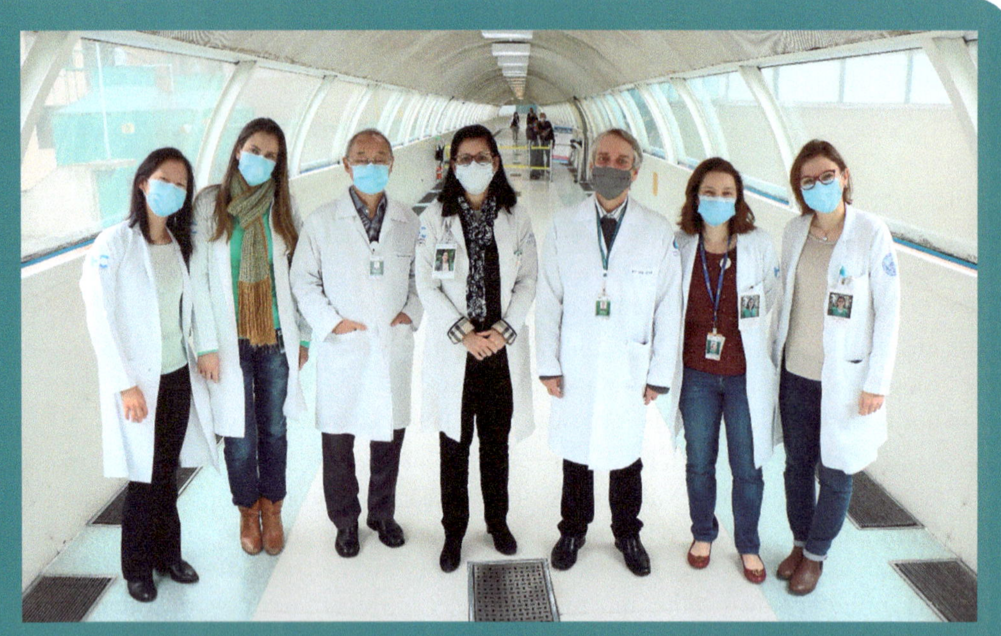
Membros do Comitê de Crise HCFMUSP contra COVID-19, a esquerda Dra Leila Letaif, Dra. Amanda Montal, Prof. Edivaldo M. Utiyama, Profa. Eloísa Bonfá, Prof. Aluísio Segurado, Dra Beatriz Perondi e Dra Anna Miethke Moraes.

abertas. Com isso, os colaboradores passaram a procurar a equipe com frequência, trazendo as questões mais variadas.

A estratégia de procurar ouvir as pessoas e apresentar soluções rápidas fez parte da receita do sucesso do comitê de crise. E certamente foi um dos motivos que contribuíram para manter uma operação tão complexa funcionando bem por longos meses.

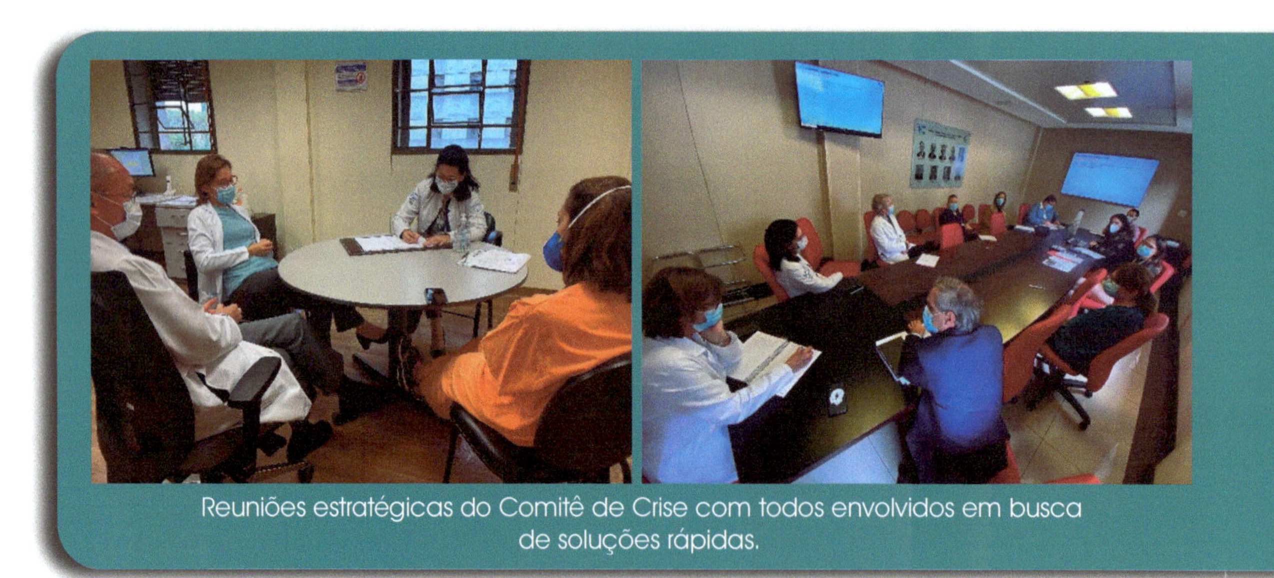
Reuniões estratégicas do Comitê de Crise com todos envolvidos em busca de soluções rápidas.

Alta com cordão de isolamento e vuvuzela

A forma grave da Covid-19 acometia o pulmão desenvolvendo a insuficiência respiratória e disfunção de outros órgãos. A necessidade de suporte com respiradores, máquinas substitutivas da função renal, antibióticos e outras medidas de suporte clínico justificava a internação em terapia intensiva. Durante o período de cuidados intensivos a possibilidade de sucumbir a doença era maior e doente o doente ficava vários dias lutando para se recuperar. Quando os doentes venciam a batalha, todos os colaboradores se entusiasmavam e recuperavam as energias para dar continuidade ao trabalho.

Na manhã de 25 de junho, a coordenação do comitê de crise precisou atuar em um evento muito especial: a alta do colaborador José Batista de Almeida, de 62 anos, que ficou internado 45 dias no Instituto Central – 41 deles na UTI – e foi o paciente de número 2.000 a ser curado de Covid-19 no Hospital das Clínicas.

Colaborador da instituição há 28 anos, Batista é muito querido por todos os colegas. Sua alta causou tamanha euforia que foi necessária a intervenção do comitê de crise para conter a multidão: parte da equipe teve de improvisar um cordão de isolamento e só assim ele pôde entrar no carro que o levaria para casa.

"Foi uma catarse, um sentimento de final de Copa do Mundo", lembra a coordenadora Beatriz Perondi. "As pessoas cantavam, tocavam vuvuzelas, gritavam o nome do Batista. Apesar da aglomeração que literalmente parou a entrada do Instituto

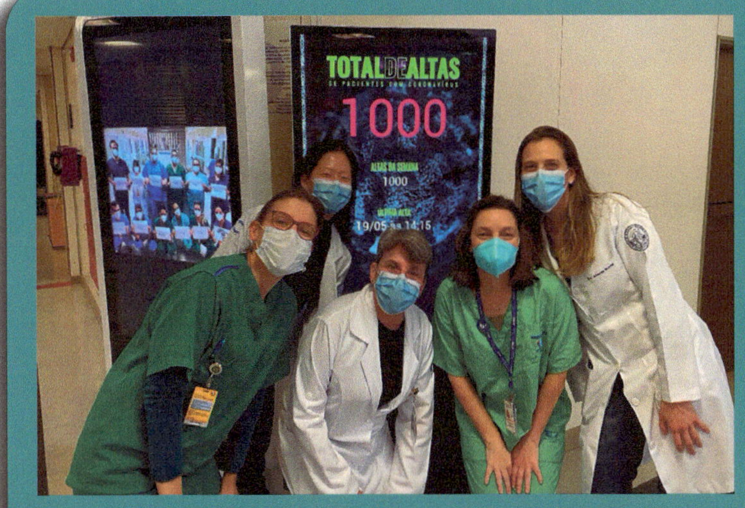

Em 19 de maio de 2020, o Comitê de Crise comemorou a milésima alta.

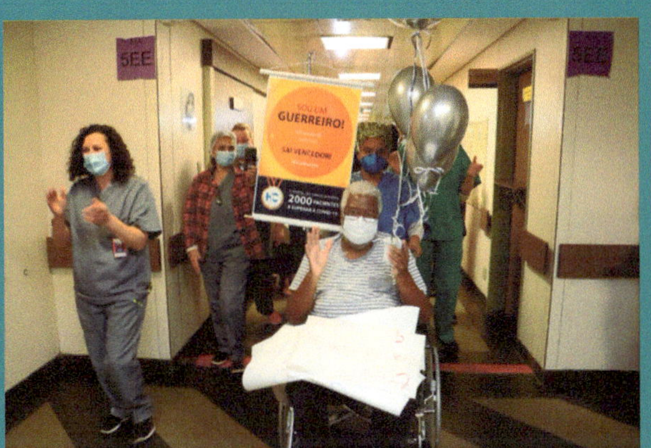

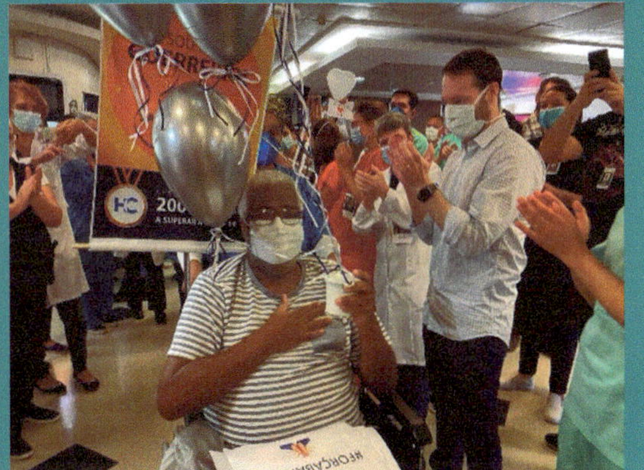
Alta de número 2.000, do colaborador que ficou 41 dias internado na UTI.

Central, a alta dele renovou os ânimos e nos deu fôlego para seguirmos lutando".

Assim a cada alta, todos se animavam para continuar combatendo a Covid-19 e os doentes vibravam ao receberem alta. O que também aconteceu no dia da transferência do médico colaborador da Unidade de Emergência Referenciada.

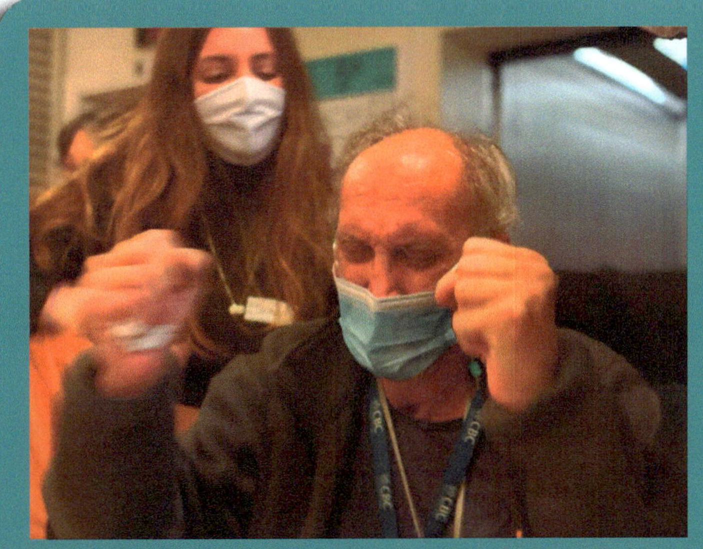
Emoção do médico, colaborador do ICHC ao receber alta após ter enfrentado 45 dias de terapia intensiva.

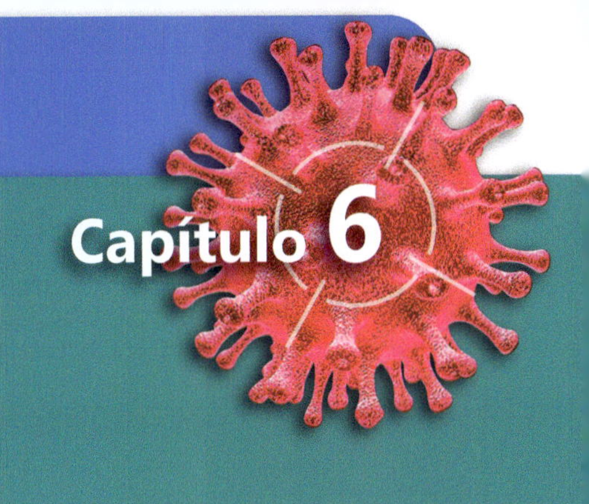

Capítulo 6

Transformações para a Pandemia

Anna Miethke Morais
Marjorie Fregonesi Rodrigues da Silva
Amanda Cardoso Montal

Um prédio inteiro dedicado para o atendimento dos pacientes de COVID-19. A decisão já estava tomada e o Instituto Central (IC) iria concentrar todas as demandas de tratamento da pandemia, garantindo maior segurança da saúde tanto para os profissionais quanto para os pacientes. Mas como preparar o prédio para isso?

Apesar da possibilidade já estar sendo discutida antes, o prazo, a partir do anúncio oficial pelo governador do Estado de São Paulo, João Dória Jr., e o isolamento efetivo do instituto para atendimento da crise pandêmica foi de apenas uma semana.

Para isso, uma série de ações que vão desde todo um aparato de infraestrutura e tecnologia à criação de iniciativas para acolhimento dos pacientes e familiares foram movimentadas para que fosse possível essa operação quase de guerra contra o vírus em um espaço tão curto de tempo.

O primeiro passo foi deslocar os pacientes do IC para outros institutos. Na época, havia cerca de 450 pessoas internadas, algumas receberam alta e cerca de 250 foram transferidas para o Instituto do Coração (InCor), Instituto de Ortopedia e Traumatologia, Instituto da Criança, Instituto do Câncer, Instituto de Psiquiatria, Hospital Auxiliar de Suzano, além do Hospital Universitário, que fica na Cidade Universitária.

Ficou decidido que o IC seria o prédio de alta exposição para Covid-19 e o Prédio dos Ambulatórios, de baixa exposição. O instituto receberia os pacientes encaminhados pela Central de Oferta e Regulação de Serviços de Saúde

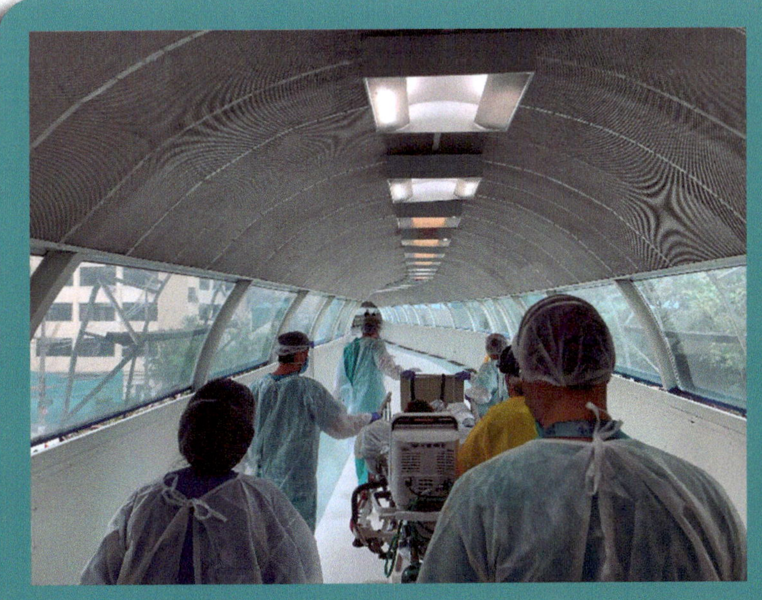

Deslocamento de doente na passarela de interligação ICHC – InCor – ICESP, sendo transferido para outro Instituto.

(CROSS) do Estado de São Paulo. Resumidamente, as equipes começaram a pensar sobre as demandas da pandemia em janeiro, a preocupação com os Equipamentos de Proteção Individual (EPIs), como com máscaras, aventais etc., mas a operação de transformação começou em março e, no dia 30 do mesmo mês, já tinha sido feita toda a transferência dos pacientes e era possível receber os casos de Covid-19.

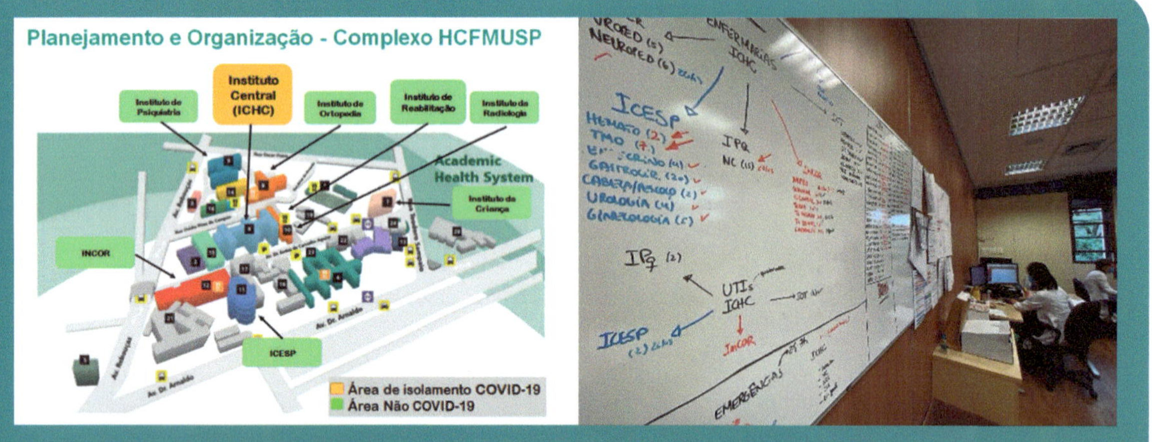

Esquema do planejamento, organização e distribuição dos pacientes do Instituto Central para os demais Institutos do complexo HCFMUSP, após a decisão que o IC seria dedicado aos pacientes com COVID-19.

Corrida da infraestrutura

O marco da transformação do IC foi certamente a velocidade de implementação. Na prática, quais seriam as providências de isolamento e preparação do prédio? Quem imagina que um leito de Unidade de Terapia Intensiva (UTI) necessita de 12 tomadas? Era preciso considerar a carga de energia para suportar à nova demanda de 300 leitos de UTI, pensar em geradores, ventiladores, gases medicinais, EPIs e, junto a isso, lidar com a concorrência mundial pelos mesmos equipamentos.

Houve uma grande dificuldade para aquisição, não só em quantidade, pois era um grande volume de leitos de UTI, assim como em preços, que dispararam no mercado. O IC, que tinha em torno de cem leitos de UTI antes da pandemia, passou para 200 e depois 300, considerada uma das maiores operações do mundo em termos de quantidade de leitos abertos. Foram necessárias muitas adaptações de infraestrutura, além de disponibilidade de materiais, equipamentos e até reagentes laboratoriais para exames nos pacientes, assim como suporte de TI para tudo isso.

Para organizar a gestão das demandas de equipamentos assistenciais, o Hospital das Clínicas (HC) contou com o apoio do Ministério da Saúde, Secretaria de Estado da Saúde, hospitais parceiros, outros institutos,

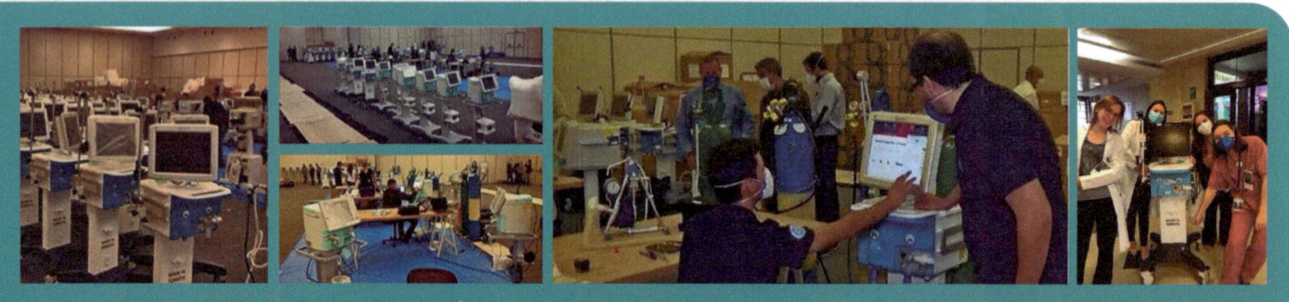

Ventiladores, monitores multiparamétricos e bombas de infusão adquiridos com auxílio do Ministério da Saúde e Secretaria Estadual da Saúde de São Paulo forma recebidos, armazenados e testados pela Equipa da Engenharia Clínica do HCFMUSP. Equipamentos aprovados na averiguação eram distribuídos para os hospitais do Estado de São Paulo.

assim como empresas privadas, para manutenção por exemplo.

Havia um cronograma de entrega de leitos de UTI e, semanalmente, era necessária uma avaliação da disponibilidade de equipamentos para a abertura, pois cada um necessitava de um ventilador pulmonar, um monitor multiparamétrico de sinais vitais, uma cama, seis bombas de infusão para dieta parenteral e uma bomba de infusão para dieta enteral, além de desfibriladores e equipamentos de hemodiálise.

Foi ainda necessário buscar alternativas de uso de aparelhos de anestesia em unidades do Centro Cirúrgico, considerando a familiaridade das equipes médicas locais e ampliar o parque de equipamentos para hemodiálise.

Para as unidades de cuidado semi-intensivo, foram adquiridos outros equipamentos, como ventiladores não-invasivos e sistemas de alto fluxo. Além disso, foi criada internamente uma central de monitorização.

O IC também deu apoio para a Secretaria de Estado da Saúde na montagem e nos testes dos equipamentos adquiridos para distribuição aos demais hospitais públicos e, com a chegada de novos equipamentos e profissionais, foram realizados treinamentos rotineiros das equipes.

Proteção garantida

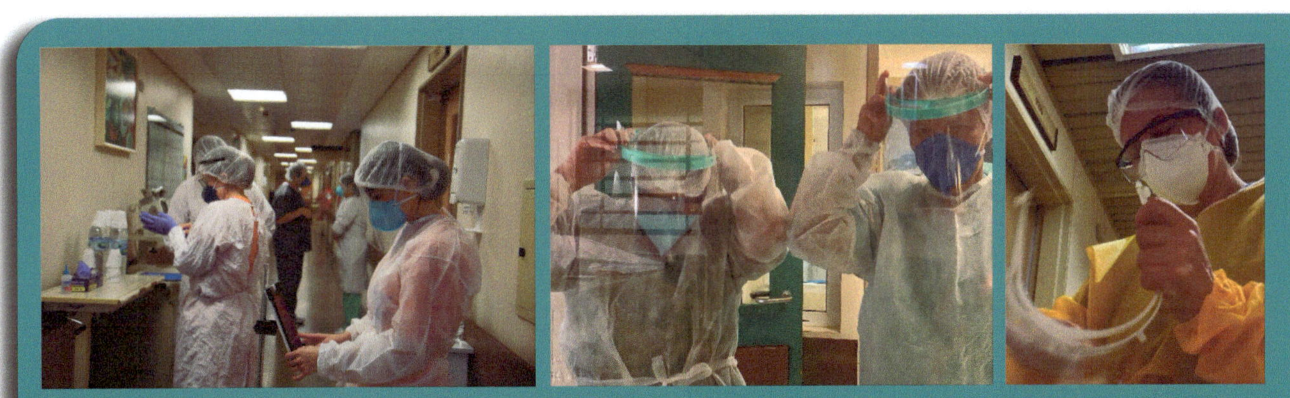

Colaboradores paramentados com os Equipamentos de Proteção Individual (EPI): gorros; máscaras N 95; faceshield, avental e luvas. A cada atendimento havia a necessidade da troca dos EPIs culminando no aumento do consumo desses materiais.

Sabia-se que o novo coronavírus era de fácil disseminação, por isso o cuidado com os EPIs foi redobrado, como a frequência de troca. O consumo mensal de máscaras cirúrgicas por exemplo, aumentou 183%, comparando antes e durante a pandemia. Já as máscaras N95 chegaram a um aumento de 455% e o uso de aventais descartáveis cresceu mais de 14.000%[1].

Com o volume crescente e a revisão das necessidades mensais, foi ampliada a programação de compras de materiais, medicamentos, reagentes laboratoriais e enxovais hospitalares para o período da pandemia, sem deixar de ressaltar a dificuldade para aquisição devido à disponibilidade e ao preço.

Uma série de providências foram tomadas para que o consumo pudesse ser acompanhado e suprido sem haver falta, e funcionou. Iniciou-se uma avaliação diária da disponibilidade dos EPIs com base no referencial pré-estabelecido de necessidades por paciente por dia e grau de exposição ao vírus. O processo de distribuição de aventais de isolamento foi modificado por período e com a dedicação de profissionais contratados para isso.

Havia ainda um treinamento na intranet sobre paramentação e desparamentação, além de treinamento do fluxo e manejo dos pacientes. Foi ainda elaborado e divulgado um manual para o uso adequado de EPIs, em parceria com a Subcomissão de Controle de Infecção Hospitalar (CCIH), além de realizadas vistorias periódicas para orientação. Um exemplo de situação esclarecida pelo material foi o uso, por alguns profissionais, de dois aventais, um por cima do outro, acreditando que conferiria mais proteção, mas na verdade era um

[1] Veja quantidades detalhadas no capítulo *O HC em Números.*

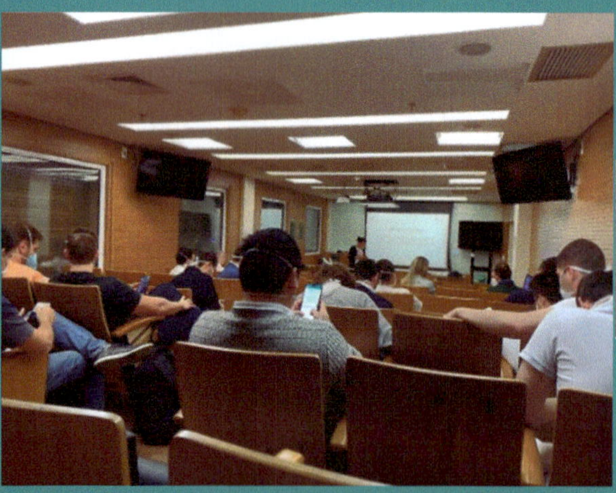

Treinamento da equipe de saúde para a paramentação e desparamentação, fluxo de atendimento e oficina de via aérea.

HORÁRIO	ATIVIDADE
10:30h	FLUXO ATENDIMENTO DE PACIENTES COVID
	DEMONSTRAÇÃO PRÁTICA - PARAMENTAÇÃO E DESPARAMENTAÇÃO
11:30h	*OFICINA DE VIA AÉREA – TIME DE RESPOSTA RÁPIDA DE VIA AÉREA*

Oficinas para treinamento dos colaboradores com apoio do Hospital Sírio-Libanês e Hospital Israelita Albert Einstein.

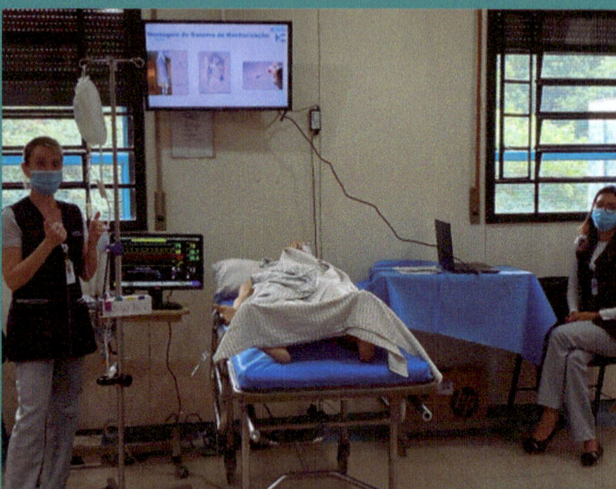

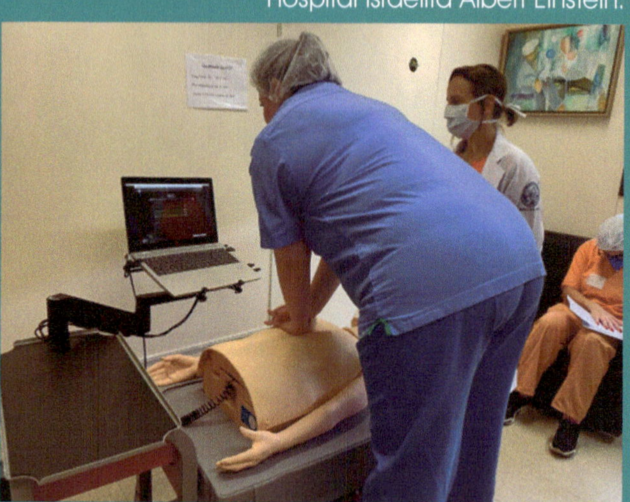

consumo desnecessário, pois apenas um já o protegeria adequadamente. Há vários tipos de aventais, de tecido comum, descartável, impermeável e, por isso, foram desenhados vários protocolos, sendo a CCIH muito importante nesse processo.

Dois postos para distribuição de conjuntos privativos, aqueles uniformes coloridos de camisa e calça usados em ambiente hospitalar, foram criados, um na entrada do prédio e outro no Centro Cirúrgico. No período da pandemia, os conjuntos privativos em circulação aumentaram 224%, passando de 22.602 para 67.680. Os postos de coleta foram ampliados e equipe para agilizar processos de lavanderia foi contratada.

Como os profissionais na área de alta exposição eram paramentados com muitos EPIs, avental, máscara, *faceshield* e todos eles usavam conjuntos privativos de cores variadas sem distinção, já que com a alta demanda não havia a separação das roupas, não era possível distinguir quem era médico ou enfermeiro por exemplo, e para isso todos pudessem ser reconhecidos foi criado um crachá humanizado,

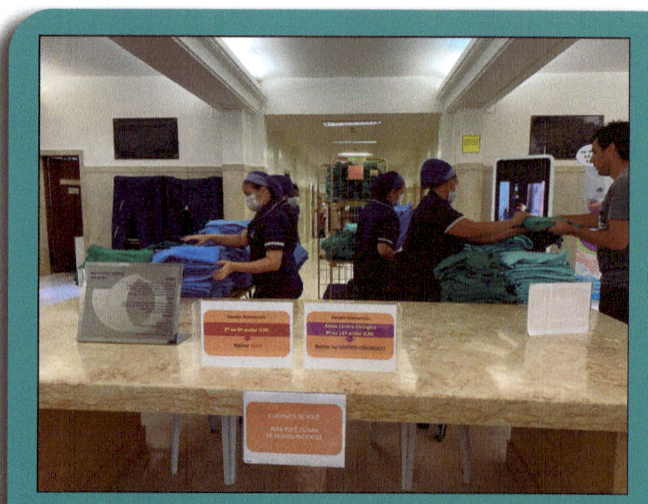

Posto para distribuição de roupa privativa no Hall de entrada do ICHC

grande, com nome e foto da pessoa sorrindo, assim tantos os colegas quanto os pacientes podiam ver a fisionomia do rosto escondido de quem estava ali atuando na linha de frente.

O processo de limpeza e higienização também foi aprimorado. Criou-se uma rotina de abastecimento dos *dispensers* de álcool gel e revisão da disponibilidade. Nas UTIs, ficavam três pessoas dedicadas. O método de higienização mudou, não só acelerando para garantir que o leito pudesse ficar vago no menor tempo possível e receber a internação do próximo paciente rapidamente, como sendo adotado o processo de dupla desinfecção com quartenário de amônio associado a uma pulverização eletrostática com ozônio.

Precisa-se de pessoas

Nenhum dos esforços para suprir as necessidades de equipamentos e materiais para o IC seria efetivo sem a presença de pessoas. Era preciso profissionais para viabilizar a experiência e parte dos 5,9 mil funcionários foram transferidos para outros institutos para acompanhar os pacientes que foram deslocados. No total, foram 700 transferências, ou para dar orientação em casos específicos, como transplantes, ou por pertencerem a algum grupo de risco que passou para a área de baixa exposição.

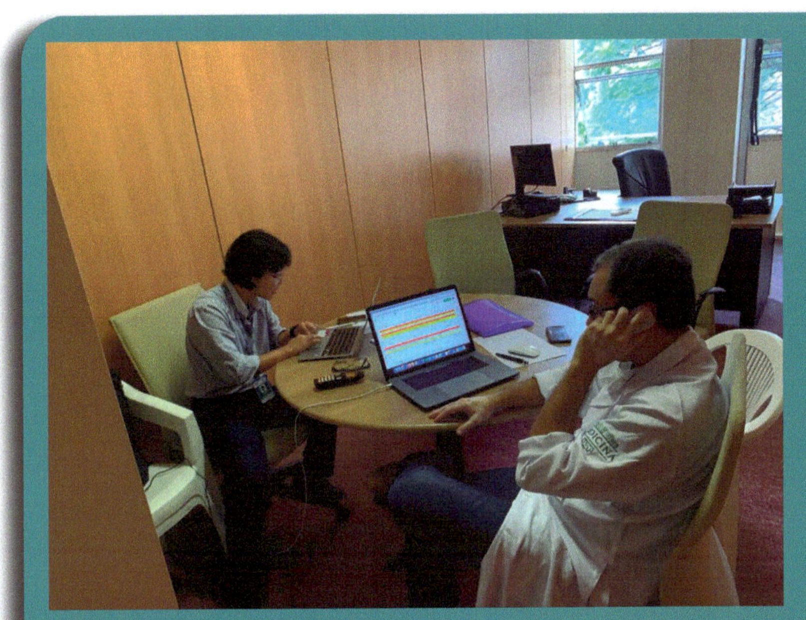

Dra Ho e Dr. Luíz Marcelo realizando telemarketing em busca de novos profissionais para atuarem nos 300 leitos de UTI.

Aqueles que permaneceram no IC se dividiram para atender demandas que incluíam atividades nas áreas de suprimentos, farmácia, engenharia, manutenção, projetos, obras e recursos humanos. Nesse contexto, um convênio estabelecido entre o HC e a Secretaria de Estado da Saúde foi fundamental para a contratação emergencial de 1.800 novos profissionais, o que demandou um intenso processo de recrutamento envolvendo diferentes áreas com apoio da Fundação Faculdade de Medicina.

Além das transferências e das contratações, houve troca de profissionais. O IC recebeu por exemplo, a equipe da UTI de pneumologia do InCor, pois eles tinham expertise em doenças respiratórias. Essa movimentação bem-sucedida resultou em desfechos de pacientes recuperados, contribuindo nos indicadores baixos de letalidade no IC comparado a outras instituições. Além disso, o instituto recebeu muitos parceiros hospitalares, como equipes do Grupo de Resgate e Atenção às Urgências e Emergências (Grau), que é referência nacional e internacional em resgate médico, aero médico e atendimento a desastres, e times dos hospitais Albert Einstein, Sírio-Libanês, Rede D'Or, AACD, Hospital do Coração e Beneficência Portuguesa.

Com as contratações e o aumento das UTIs, cresceu o número de plantões noturnos. Por isso, foram criadas 54 salas para acomodar os médicos plantonistas. Houve ainda um grande movimento para equipar esses espaços, algo emblemático: os beliches. Na soma das compras e doações de empresas e sociedade civil, chegou-se a 74 no prédio, o que acompanhava a abertura de unidades: precisava abrir uma nova UTI, já se pensava no beliche.

Para a equipe multiprofissional, foram criadas as salas de descompressão, com poltronas e televisão. Era para um local para que os profissionais de enfermagem, na hora de seu intervalo, pudessem dar uma respirada, descomprimir mesmo.

Algumas facilidades também foram providenciadas para os funcionários, como a ampliação de vagas de estacionamento disponíveis em parceria com a Faculdade de Medicina da Universidade de São Paulo (FMUSP) e com o Centro de Convenções Rebouças (CCR), assim evitando o deslocamento por transporte público daqueles que pudessem transitar com os seus próprios veículos. Para as pessoas que morassem muito longe, um acordo com um hotel da região ofereceu 30 quartos, com 54 posições, para que ficassem hospedados.

Um prédio para a pandemia

O IC passava por obras antes da pandemia, por isso foi necessário interromper o que estava em andamento para implementar as adequações de isolamento e atendimento da Covid-19. Todos os equipamentos, materiais, funcionários e pacientes que vieram junto à crise pandêmica pediam adaptações e manutenções específicas.

Foi necessário fazer um mapeamento dos mobiliários existentes, comprar novos e redistribuir para áreas de apoio e unidades assistenciais. O espaço foi segregado fisicamente assim como os fluxos assistenciais e administrativos para locais de alta e baixa exposição à Covid-19. Isso quer dizer que alguns acessos foram fechados ou restringidos, como passagens e elevadores exclusivos para atendimento a pacientes com diagnóstico ou suspeita da doença.

Para isso, foi feito um estudo arquitetônico cuidadoso que deu origem não só às mudanças como a uma comunicação visual, útil para orientação dos novos profissionais e, principalmente, dos antigos que estavam acostumados com os caminhos internos anteriores. Uma curiosidade é que a implantação de uma comunicação visual no IC era algo sendo discutido há muitos anos sem chegar a uma conclusão por inúmeras questões. Com a necessidade das adaptações de atendimento da Covid-19, isso foi pensado e feito em uma semana do zero: toda a rota do paciente foi criada, desde quando ele entrava no IC trazido por uma pessoa que não conhece a instituição até chegar corretamente ao destino final.

O primeiro desafio certamente foi entregar os primeiros 50 leitos de UTI adicionais no 11º andar, a partir daí, liberando ala por ala, chegou o número 300. O Centro Cirúrgico recém-inaugurado foi convertido para UTI por exemplo. Nesse processo, foi elaborado e aplicado um *check-list* para adequação e ativação das unidades assistenciais, uma avaliação que envolvia equipes de Projetos e Obras, Grupo de Gestão, Engenharia de Manutenção, Engenharia Clínica, Enfermagem, Central de Equipamentos, Hotelaria, Comissão de Controle de Infecção Hospitalar, Brigada de Incêndio etc. para que nenhuma etapa passasse na implementação.

Como antes não haviam tantas UTIs, muito menos com todos os requisitos exigidos pela Covid-19, como a questão da paramentação, quantidade de médicos, de equipamentos etc., ao longo do tempo, foram sendo criadas novas áreas de apoio, como vestiários para atender às novas necessidades.

Os vestiários já existentes foram revitalizados, ampliando a quantidade de armários disponíveis. Já o espaço didático do prédio foi convertido para um novo refeitório. Todas as mudanças consideraram a separação dos fluxos envolvendo alta e baixa exposição à Covid-19.

Esses fluxos foram todos repensados no prédio, seja o abastecimento, a nutrição, os suprimentos, a farmácia. Os funcionários administrativos que não estavam diretamente envolvidos na operação da Covid 19, seja para UTI ou para os leitos de internação, foram para o prédio anexo.

Também foram feitas todas as adequações necessárias da infraestrutura existente para a conversão de salas cirúrgicas e de Unidades de Internação em leitos de UTI, como elétrica e tomadas, gases medicinais, pontos de rede e de telefonia, *wi-fi*, ilhas de prescrição, câmeras de vigilância para monitoramento de sinais vitais etc.

Uma unidade laboratorial descentralizada, no Centro Cirúrgico, foi aberta para a realização de exames complementares, como gasometria arterial e coagulograma.

Para suportar toda essa nova infraestrutura foram alugados geradores, totalizando 14, 4 para o Prédio dos Ambulatórios e 10 para o IC, com aumento de cerca de 100% na potência total. Os volumes de gases medicinais também foram revistos e contratado um tanque adicional de O_2, a fim de suportar a elevação de 105% na demanda.

As equipes assistenciais e de apoio (Suprimentos, Limpeza, Rouparia, Manutenção Predial etc.) passaram a usar rádios de comunicação para facilitar contato entre elas, otimizando o tempo.

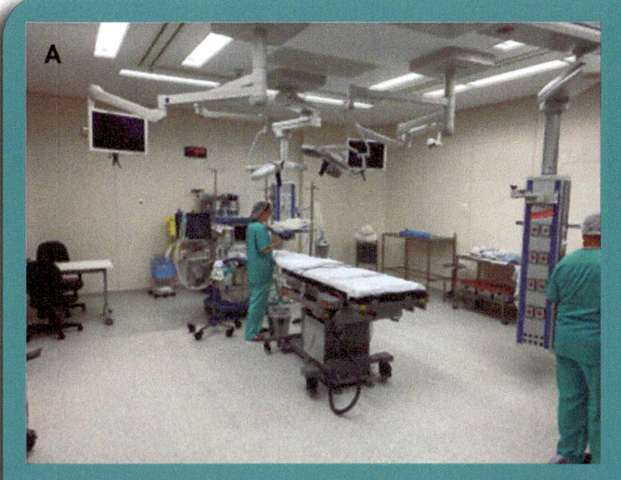

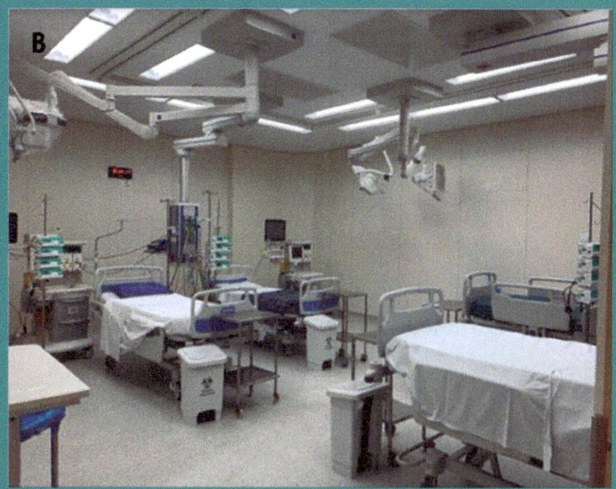

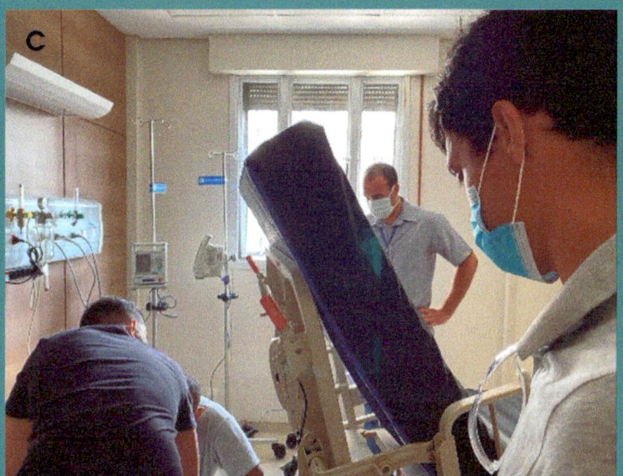

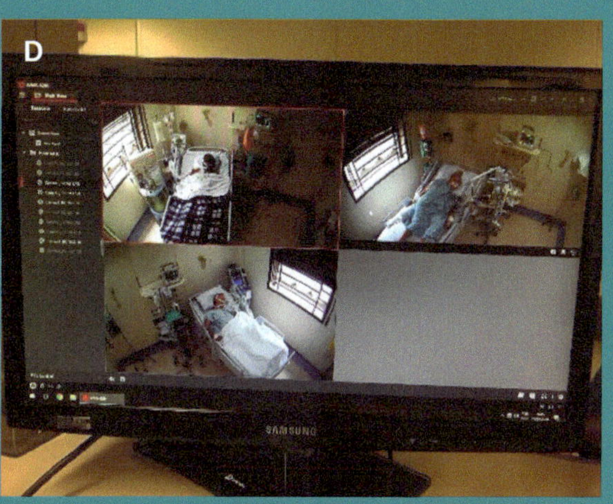

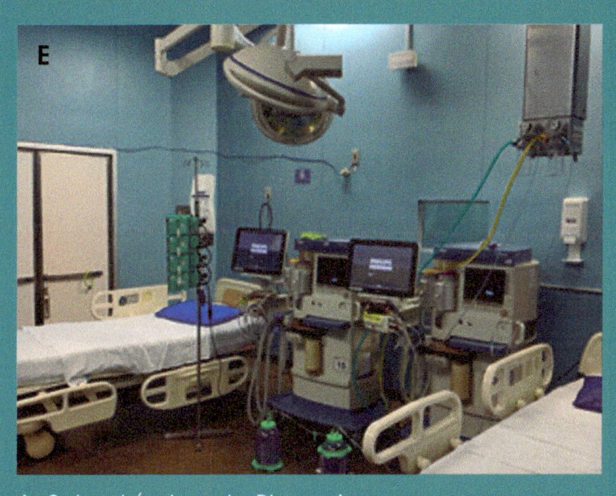

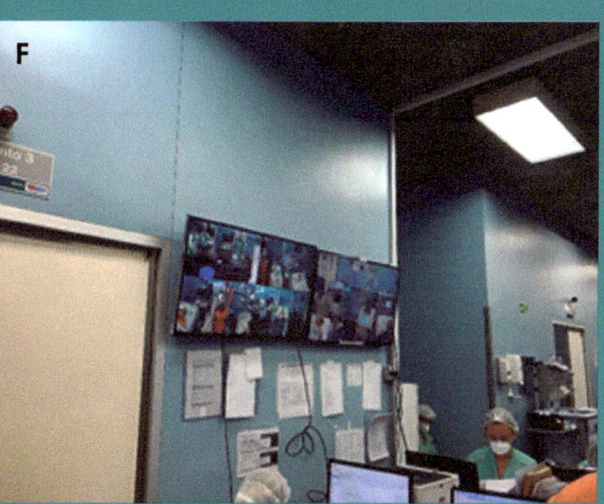

A. Sala cirúrgica do Bloco 4
B. A mesma sala cirúrgica adaptada para receber quatro leitos de UTI.
C. Colaboradores adequando a rede elétrica para receber os equipamentos de UTI em uma das enfermarias transformadas em leitos de UTI
D. Posto de enfermagem monitorando as doentes por imagem obtidas pelas câmeras instaladas nas enfermarias
E. Sala cirúrgica transformada em dois leitos de terapia intensiva
F. Corredor do Centro Cirúrgico transformado em posto de enfermagem e monitoramento dos parâmetros vitais obtidos por câmeras nas salas de operação.

Suporte tecnológico

Como imaginar toda essa transformação sem a presença da tecnologia? Não somente nos requisitos de equipamentos e redes de informática, mas nas inovações que facilitam os processos do dia a dia no hospital, como a máscara de proteção *faceshield* confeccionada com impressão 3D, os posicionadores corporais e coxins em gel, usados na prevenção de lesões por pressão, e até mesmo o banho a seco no leito, que otimiza o uso de recursos humanos e previne eventos adversos.

Com o isolamento provocado pela doença o uso das tecnologias foi intensificado, não só na sociedade, mas nas demandas do hospital. Foi ela que sustentou a maioria das ações implementadas no IC. Por exemplo, foram instaladas novas antenas de *wi-fi* (*acess point*) e de infraestrutura de cabeamento e switches nos 10 andares do IC para dar suporte à implantação dos novos leitos. Também foram incorporados 315 dispositivos móveis corporativos nas áreas assistenciais, atendendo à necessidade de gerenciamento remoto e controle do uso e rastreabilidade, 50 celulares para contato diário do médico com o familiar e 60 tablets para visita virtual (ou televista, uma iniciativa de humanização).

Cem computadores foram adquiridos para ativação de novos postos de trabalho e foi criada uma central de monitoramento dos leitos por 60 câmeras de vigilância. Outra central, nesse caso de enfermagem, foi desenvolvida pelo Núcleo de Tecnologia da Informação (NETI) do HC e contava com um monitoramento via web, sendo uma solução híbrida para coletar de dados dos monitores multiparamétrico por meio de sinal de rede sem fio e rede cabeada.

O Centro Cirúrgico e o quarto de enfermaria foram transformados em salas de procedimento e leitos de UTI e essas são estruturas, que são diferentes de uma UTI, a condição de visualização de monitoramento de paciente muda. Então, foi preciso adaptar colocando câmeras e usando uma solução para o monitor multiparamétrico, que é o que dá os sinais vitais, pois como não se conseguia ter um espaço aberto, tinha que ter uma central de monitorização. Tudo isso foi viabilizado em um espaço curto de tempo, os fornecedores iam passar cabeamento em feriado, em final de semana, pois era preciso dar velocidade para acompanhar o salto no número de leitos de UTI.

O uso de tablets para tele visita foi um marco para a assistência humanizada dos pacientes, porém o uso desses dispositivos também foi útil na triagem inicial dos pacientes na recepção do ambulatório como um robô comandado pelo médico ou enfermeiro que fazia a triagem respiratória e somente após esse procedimento é que ele tinha o contato com o funcionário diretamente.

Outras inovações tecnológicas que caminharam de acordo com as demandas da pandemia foram um projeto de um videolaringoscópio em 3D, que contou com a parceria da Ambev, e, logo no início, um projeto de produção de máscaras PSF2M95 com novos materiais, uma parceria com a Escola Politécnica da Universidade de São Paulo.

Parceria de conforto

A tecnologia extrapola os cabos, robôs e componentes eletrônicos. Um exemplo da inovação no uso de materiais tecnológicos foi a parceria com a empresa FOM, de almofadas e decoração. Os pacientes de Covid-19 que ficam na UTI e muito tempo intubados geralmente precisam ser mudados de posição para evitar o surgimento de feridas de pressão e eles, normalmente, são colocados de bruços, para tratamento da insuficiência respiratória, um movimento chamado de pronação, que melhora a ventilação nas partes superiores.

Como esse era um cenário muito comum para pacientes de Covid-19, foi estabelecida uma rotina de visitas multiprofissionais mais frequentes para melhorar o processo e evitar lesões na face, no nariz etc. Um grupo de pronação foi criado para prestar atenção ao posicionamento dos pacientes e evitar escaras junto a um sistema de notificação, pois o procedimento não é algo simples, especialmente para os pacientes muito vulneráveis ou obesos por exemplo. Um vídeo de treinamento ajudou na preparação das equipes e uma série de outras propostas foram encaminhadas. Havia, no Centro Cirúrgico, coxins para o procedimento de pronação, feitos de um polímero tecnológico, mas não o suficiente para a demanda da pandemia.

Alguns dias, havia de 20 a 25 pacientes em posição de bruços e o que se tinha disponível atendia de três a cinco. Assim, uma iniciativa do IC em parceria com a FOM, e com a colaboração do Inova USP e da Escola Politécnica da USP, foi a solução para suprir essa demanda. O desenvolvimento dos coxins para prona, uma espécie de almofada específica para a posição de bruços, foi feito pela empresa e sua usabilidade adaptada seguindo as orientações do grupo de pronação. Como tudo durante a pandemia no HC, algo que demoraria de 6 meses a um ano para ser finalizado saiu em poucas semanas.

Anestesista como intensivista

Na mobilização para tratamento da Covid-19, muitos anestesistas tiveram que colaborar atuando como intensivistas. Com a criação dos novos leitos de UTI e o desabastecimento de ventiladores no mercado, os aparelhos de anestesia passaram a ser utilizados no suporte ventilatório aos pacientes.

A adaptação de centros cirúrgicos para atendimento de UTI durante a pandemia não foi uma realidade exclusiva do Brasil. Países como Itália, Espanha, Estados Unidos, entre outros, usaram essa estratégia. A conversão da estrutura física para esse novo propósito não foi muito complexa. Foram necessários ajustes específicos na rede de gases medicinais, nas instalações elétricas, na rede de ar condicionado e na formulação de um sistema de rede de dados dos pacientes para vigilância remota. Com isso, a transformação tornou o ambiente bastante seguro para os pacientes.

Os anestesistas, que já são especialistas no cuidado de pacientes críticos, reforçaram sua versatilidade durante a crise de Covid-19. Além de dominarem diversas áreas do intensivismo, como ventilação mecânica, sedação, suporte hemodinâmico, o hábito do trabalho em equipe facilitou a colaboração no treinamento informal de novos profissionais de enfermagem recrutados para o cuidado aos pacientes com Covid-19 e também de fisioterapeutas em relação ao uso dos aparelhos de anestesia como os ventiladores mecânicos nas UTIs.

Indo além da atuação como intensivistas, as equipes de anestesiologia assumiram o cuidado no transporte de pacientes críticos e participaram dos Times de Resposta Rápida de muitas instituições públicas e privadas envolvidas no tratamento de pacientes com a Covid-19 do Estado de São Paulo. Tal atuação foi fundamentada na necessidade de especialistas em acesso à via aérea frente ao grande número de pacientes com insuficiência respiratória, visando à redução de eventos adversos durante a intubação orotraqueal.

A decisão de mudança temporária de atuação do anestesista como intensivista na crise de Covid-19 contribuiu para atender com qualidade e segurança maior número de pacientes e salvar muitas vidas.

Humanização e tecnologia para acolher

Estávamos diante de uma doença altamente contagiosa e, além dos desafios da própria Covid-19, pacientes e familiares eram impedidos de estarem juntos no hospital, já que acompanhantes e visitantes não eram permitidos. Sabendo da importância do acolhimento dessas pessoas sozinhas e vulneráveis, física e emocionalmente, em um leito de internação, as equipes do Núcleo de Humanização em parceria com a Faculdade de Medicina da Universidade de São Paulo (FMUSP) e a Escola de Enfermagem da USP, além de residentes e voluntários multiprofissionais, se juntaram para implementar ações que pudessem proporcionar um pouco mais de conforto a eles e garantir a segurança da saúde de todos.

As visitas virtuais talvez tenham sido a mais inusitada e criativa iniciativa. Robôs, tablets adaptados em suportes ou até mesmo um smartphone, guiados por voluntários ou profissionais da humanização, chegavam até o paciente com uma ligação por vídeo, permitindo contato, mesmo que digital, com seus familiares, e diminuindo, de certa forma, a distância entre eles.

Também eram realizados boletins médicos diários por telefone, feitos pelas equipes assistenciais, que ofereciam informações sobre o paciente e asseguravam aos seus familiares que ele estava sendo assistido. Além disso, as equipes de UTI e do Núcleo de Cuidados Paliativos participavam de reuniões com as famílias por meio de tablets para o caso de decisão compartilhada ou notícias difíceis.

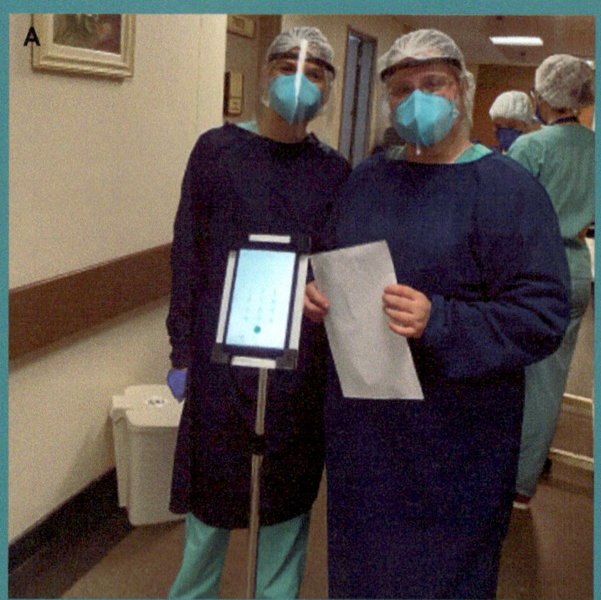

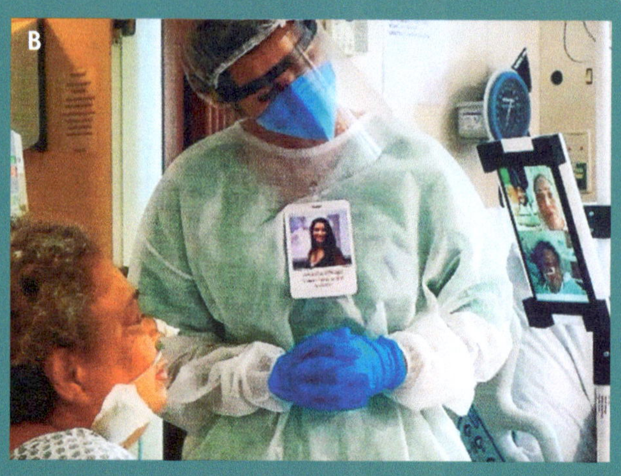

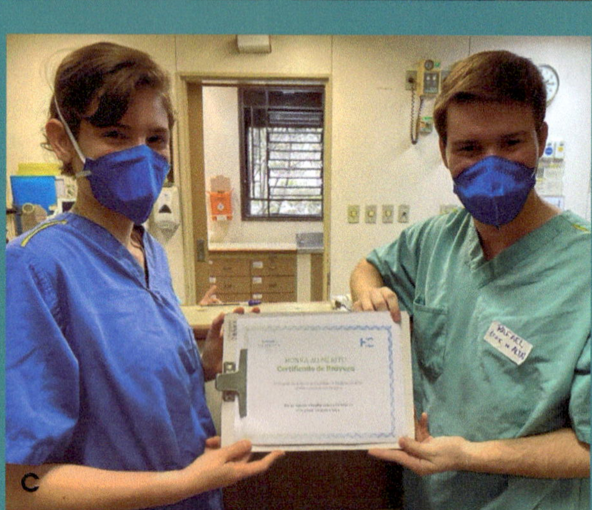

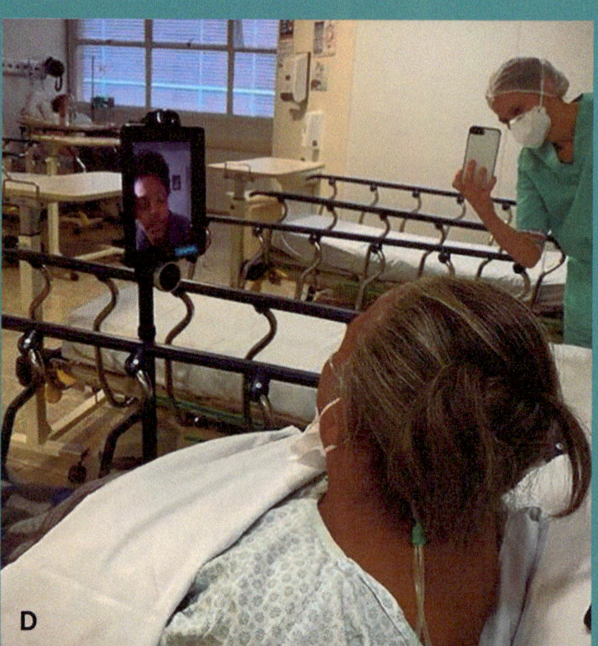

Durante a pandemia não foi permitido a visita hospitalar. Para assegurar a interação com familiares foi instalada visitas virtuais com tablets diminuindo a distância entre eles.
A. Equipe com tablet dirigindo-se ao paciente internado.
B. Doente conversando com seus familiares em chamada de vídeo.
C. Diploma entregue aos doentes que venceram a COVID-19.
D. Paciente conversando com familiar em chamada de vídeo.

Depois do período de internação, chegava o momento mais esperado: a alta hospitalar. Como forma de acolhimento, a equipe de humanização e os voluntários organizavam a saída do paciente da enfermaria, realizando uma celebração.

A família também era integrada a esse momento por meio da tele alta, recebendo orientações das equipes assistenciais por vídeo e participando virtualmente da comemoração até o encontro presencial com o paciente na saída do IC.

Como cada paciente curado da Covid-19 era uma conquista que simbolizava a dedicação de todos no atendimento dos pacientes no HC, havia uma playlist de músicas exclusiva para marcar o momento. A cada alta anunciada, as canções eram tocadas no IC, passando a mensagem que mais uma pessoa estava indo para casa.

Ambiente de acolhimento

Infelizmente, a celebração da alta não era possível para todos os pacientes e especialistas das equipes de Terapia Ocupacional do ICHC e SOS do Núcleo de Humanização realizavam acolhimento no hospital dos familiares que recebiam o aviso de óbito do seu ente e precisavam estar presentes para os trâmites necessários.

Para o desenvolvimento dessa e das demais atividades de acolhimento, foi estruturado no IC um local denominado Sala de Acolhimento Familiar.

Nela, ficavam o Time de Acolhimento, responsável pelas orientações após o óbito em decorrência da Covid-19 para aqueles que perderam filhos, companheiros ou companheiras, pais, amigos ou outros entes queridos.

Também era o espaço de atuação do Time de Alta, com a proposta de manter o fluxo seguro de saída dos pacientes, evitando que os familiares precisassem circular na área de Covid-19 e pudessem receber as orientações adequadamente, e proporcionar um momento marcante para o paciente, familiar/responsável e profissional de saúde.

A Sala de Acolhimento Familiar ainda contava com o Time de Entrega e Recebimento de Pertences para quem desejava enviar ou retirar objetos para e dos pacientes, além de receberem nesse espaço orientações sobre benefícios de proteção emergencial decorrentes da Covid-19.

Acolhimento aos colaboradores e aos doentes no momento da alta organizados pelo Núcleo de Humanização e Comitê de Integração da Assistência de Enfermagem da Gestão Assistencial da Diretoria Clínica.

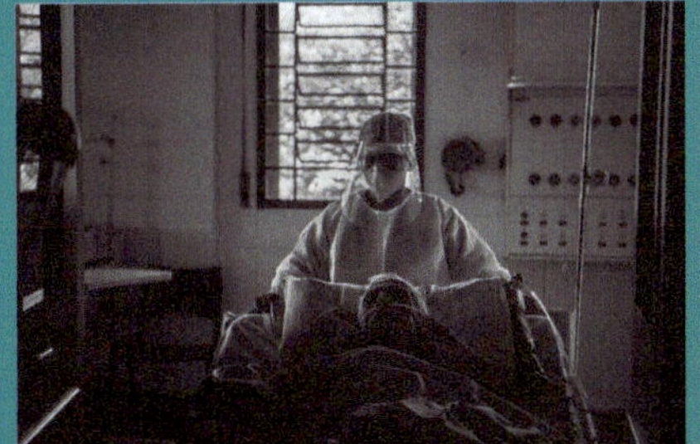

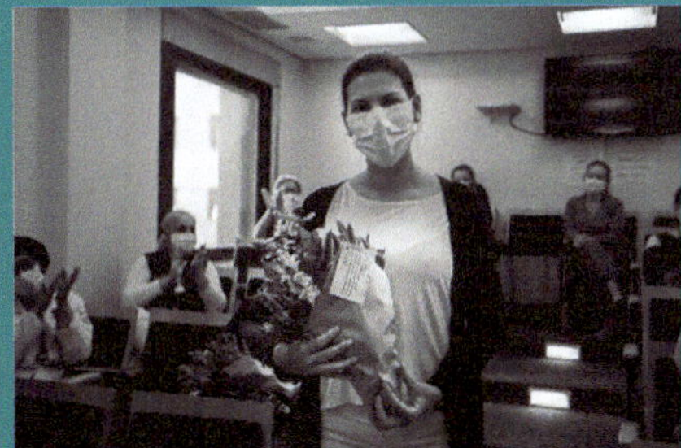

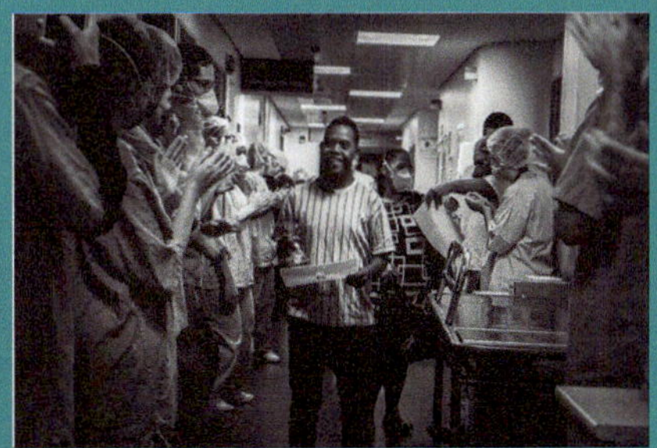

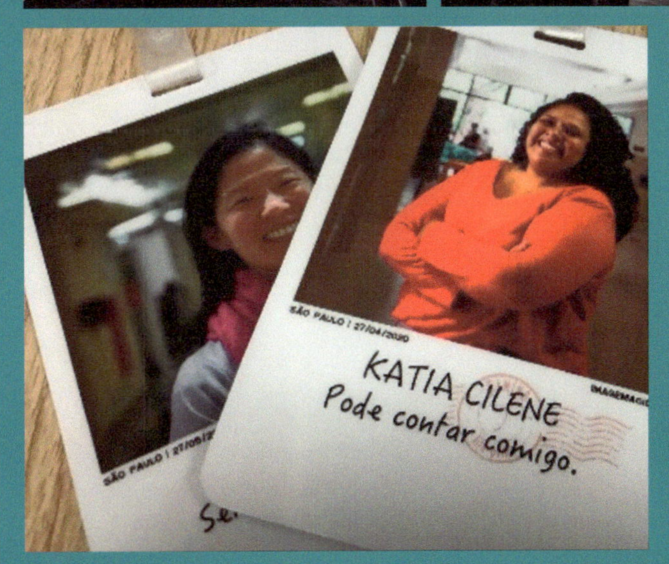

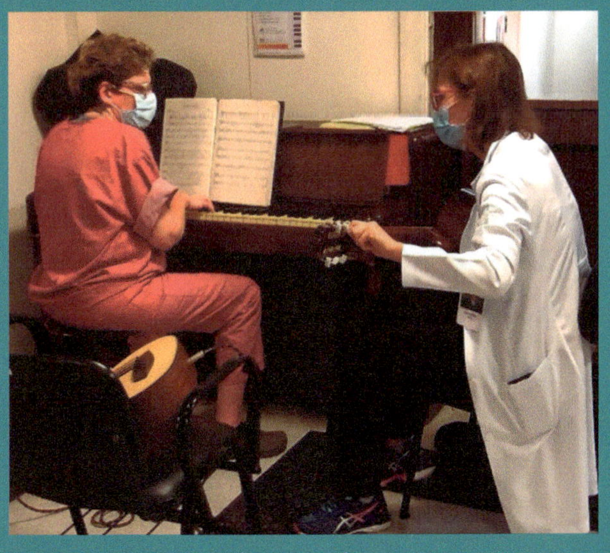

À esquerda, Os colaboradores durante o cuidado ao doente usavam máscaras, óculos de proteção ou *faceshield*. Estes equipamentos de proteção deixavam apenas os olhos do colaborador exposto para o paciente. Para o doente identificar quem era a pessoa que estava cuidando dela foi criado crachás de identificação com foto maior e com mensagem motivadora. À direita, momento de descontração da equipe no hall do quinto andar do ICHC.

Todas as iniciativas organizadas para acolher pacientes e familiares durante o atendimento da Covid-19 proporcionaram aos membros das equipes envolvidas, lideradas pela Prof.ª Dr.ª Izabel Cristina Rios, coordenadora do Núcleo de Humanização, e Solange Regina G. Fusco, enfermeira da Gestão Assistencial da Diretoria Clínica e coordenadora do Comitê de Integração da Assistência de Enfermagem, momentos de emoção, seja na celebração das altas, na alegria de presenciar um reencontro ou mesmo na dor de acompanhar uma perda, em toda a missão, o sentimento observado era o de orgulho pela oportunidade de dar assistência às pessoas durante a crise pandêmica.

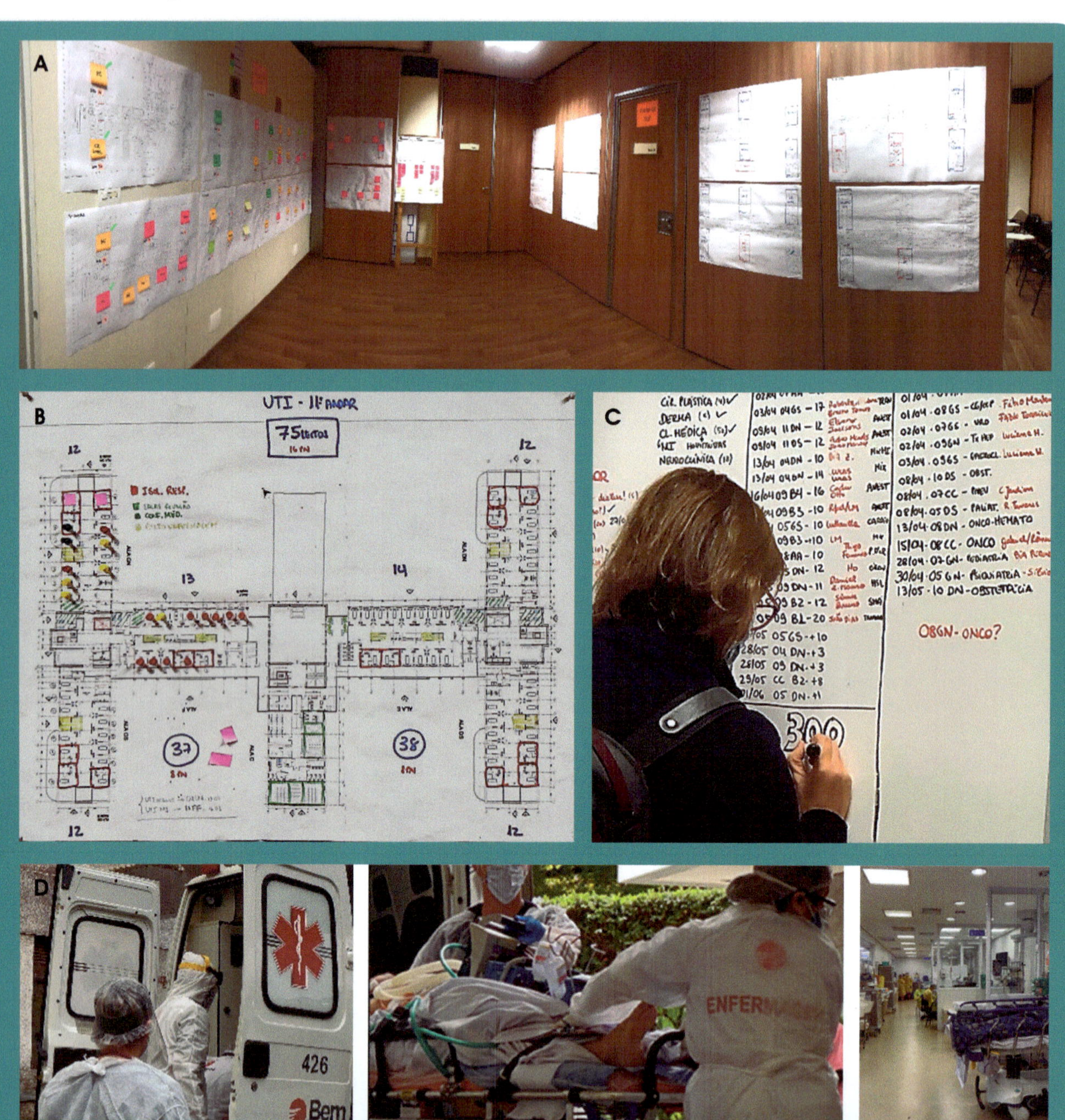

300 leitos de UTIs preparados e entregues para atender a população.

A. Sala no 5° Andar do ICHC, onde croquis de todos andares dispostos na parede para o planejamento e acompanhamento dos trabalhos.

B. Planejamento, organização e entrega dos 75 leitos de UTI no 11° andar do ICHC.

C. Entrega dos 300 leitos de UTI no ICHC.

D. Doente com insuficiência respiratória grave transferido de outro hospital para a Unidade de Emergência Referenciada – UER do ICHC onde ficavam até internar no leito de terapia intensiva.

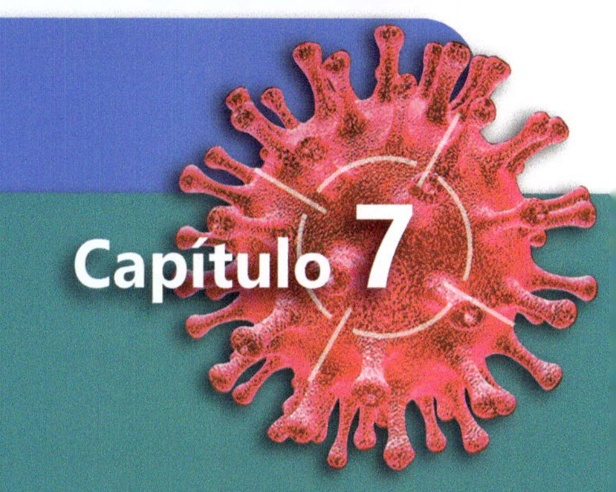

Capítulo 7

Em Busca de Recursos

Antônio José Rodrigues Pereira
Adilson Bretherick
Elizabeth De Faria
Eloisa Silva Dutra de Oliveira Bonfa
Aluisio Augusto Cotrim Segurado
Edivaldo Massazo Utiyama

Até pouco tempo, uma pandemia global fazia muito mais parte do enredo de um filme-catástrofe do que de um cenário que um dia pudesse se tornar realidade. Mas tudo mudou em 2020, com o novo Coronavírus. O que era ficção virou ameaça explícita. Hospitais do mundo inteiro tiveram de se adaptar rapidamente a um universo complexo. Novos desafios surgiam a cada momento, não apenas relacionados ao tratamento da Covid-19, mas também envolvendo questões administrativas.

Mesmo estando preparado para atender grandes catástrofes, o Hospital das Clínicas precisou lidar com situações para as quais não havia parâmetro. Por mais que fossem feitas estimativas, não se sabia ao certo qual seria o tamanho da crise. No maior complexo hospitalar da América Latina, as dimensões dos problemas – e gastos – trazidos pela pandemia poderiam ser enormes. Por isso, foi preciso arquitetar um orçamento de guerra para enfrentar o desconhecido.

De uma hora para a outra por exemplo, o consumo de máscaras saltou de 5 mil para 40 mil por dia. Em pouco tempo, os estoques do hospital baixaram drasticamente. Com EPIs sendo disputados no mercado nacional e internacional, os preços dispararam. A caixa com 50 unidades de máscara descartável, que custava R$5, chegou a ser vendida por R$ 150.

Na linha de frente, os profissionais de saúde foram afetados pelo primeiro pico da Covid-19 no HC, que aconteceu em março – em menos de uma semana, as consultas de casos suspeitos passaram de 50 para 370 por dia. Deveria ser testado o maior número possível de colaboradores, providenciando afastamento do trabalho e tratamento para os infectados.

Já não bastava fazer planejamentos e gerenciamento de custos como de costume, a pandemia virou tudo de ponta-cabeça. As circunstâncias exigiam uma reengenharia contínua para vencer as dificuldades, que iam desde resolver questões logísticas até superar processos burocráticos. Eram necessários muito mais recursos para adquirir medicamentos, materiais, equipamentos e remunerar os profissionais – tudo foi multiplicado com o aumento do número de leitos exclusivos para tratar de pacientes com a Covid-19.

Trabalhando de maneira integrada, as equipes administrativa e assistencial se desdobraram para encontrar soluções que garantissem o bom atendimento e o equilíbrio das contas. Uma delas veio por meio da solidariedade de diversos setores da sociedade civil, que se mobilizaram para contribuir com doações. Além dos recursos públicos, o Hospital das Clínicas passou a contar também com o apoio de pessoas físicas, empresas privadas e organizações para o enfrentamento da pandemia.

HC com vida

O volume de doações cresceu rapidamente e o hospital decidiu criar uma plataforma própria para gerenciar a captação de fundos. Assim surgiu a *Viral Cure*, desenvolvida gratuitamente pelo laboratório de tecnologia *Sthorm*, do empresário Pablo Lobo. Para estimular as doações, foi lançada a campanha HC com Vida.

Ela ganhou destaque em estações de rádio e canais de TV – os espaços de divulgação foram doados, sem qualquer custo para o HC. De técnicos de enfermagem a diretores de departamento, de residentes a professores titulares, todos os colaboradores da instituição abraçaram a causa. Além disso, mais de 100 celebridades gravaram vídeos de adesão à campanha. Com tanto apoio, a mensagem se espalhou. Foram arrecadados mais de R$60 milhões, graças à contribuição de cerca de 50 empresas e 7 mil doadores.

Os recursos, distribuídos em mais de 400 contratos de doação, ajudaram o HC em diferentes frentes. Viabilizaram por exemplo, a contratação de 1.050 plantões/mês de médicos vindos de hospitais privados, que tiveram cirurgias eletivas canceladas e assim puderam se dedicar ao atendimento de pacientes com Covid-19. Mas a parceria com os hospitais particulares avançou mais: diversas instituições disponibilizaram equipamentos e profissionais de saúde para atuar no Instituto Central. Com essa ajuda, foi possível planejar a abertura gradual de novas alas e ampliar de 200 para 300 leitos de UTI.

As doações ainda garantiram o reforço de 5 ambulâncias para buscar pacientes graves internados em outras unidades. Contribuíram para o avanço nas pesquisas de novas possibilidades de tratamento da doença. Equilibraram os estoques de EPIs. Asseguraram a realização de testes sorológicos para detectar anticorpos do novo Coronavírus em todos os 21 mil funcionários do complexo. Possibilitaram um aumento na taxa efetiva de visitas dos médicos aos pacientes de Covid-19, com a utilização de 5 robôs para atendimentos a distância. Permitiram que os pacientes em isolamento se comunicassem com os familiares por chamadas de vídeo feitas a partir de *tablets*, celulares e *notebooks*.

"O engajamento da sociedade fez diferença. As doações iam chegando a todo momento, ficamos surpresos com a resposta da população e das empresas. Essa solidariedade foi, sem dúvida, um dos pilares do nosso sucesso no enfrentamento da crise", diz o superintendente do HC Antônio José Rodrigues Pereira, o Tom Zé.

Além de ajudar a superar as necessidades emergenciais relacionadas ao combate à Covid-19, a captação de fundos trouxe ensinamentos para o Hospital das Clínicas. Até então sem tradição em buscar recursos na iniciativa privada, a instituição percebeu o grande potencial que a plataforma oferece para incentivar investimentos na área de saúde. Assim, o movimento HC com Vida deve permanecer ativo, e vai contribuir para manter a excelência em assistência, ensino e pesquisa de um dos principais complexos hospitalares do mundo. Esse é um dos muitos legados que a pandemia do Coronavírus deixará.

Maratonas do bem

Pizzas, hambúrgueres, marmitex, sorvetes, bolos, ovos de páscoa. Energéticos, iogurtes, café. E muitas flores acompanhadas de cartas de agradecimento. Mais do que doações, os colaboradores do Hospital das Clínicas receberam gestos de gentileza que ajudaram a atravessar dias de cansaço, momentos de apreensão e saudades da família.

A solidariedade veio de todos os lados, unindo grandes empresas e a população em torno de uma mesma causa. Cada um ajudou como podia, como as mulheres que passaram dias costurando máscaras de tecido, enquanto outros voluntários colocaram suas impressoras 3D para funcionar, produzindo em casa centenas de escudos faciais.

Para arrecadar doações na plataforma oficial do HC, vários desafios foram propostos. O triatleta Antônio Mansur quebrou mais um recorde em sua carreira ao praticar 24 horas ininterruptas de natação, ciclismo e corrida, período em que incentivou os internautas a contribuírem com a campanha HC com Vida. O mesmo engajamento aconteceu durante as 11 horas de festa virtual Picco à Brasileira, com animação de 13 DJs em

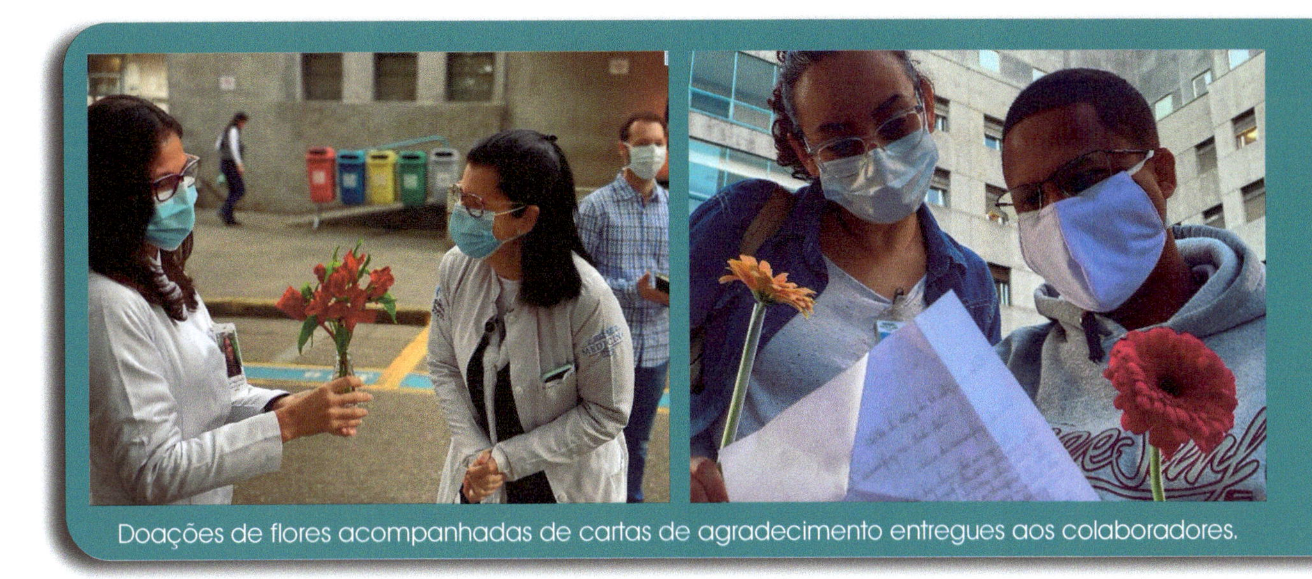
Doações de flores acompanhadas de cartas de agradecimento entregues aos colaboradores.

homenagem aos heróis da saúde, e nas maratonas de aulas gratuitas, em *lives* de meia hora apresentadas por experientes professores de diversas áreas.

São histórias como essas que mostram como a sociedade se engajou para dar apoio aos profissionais que estão em contato direto com o vírus e se arriscam diariamente para salvar vidas.

Muito obrigado!

#VEMPRAGUERRA
2ND SKULL
3m do Brasil
ABADHS - Associação Beneficente Alzira Denise Hertzog da Silva
Acrillaser do Brasil
Adriana Nogueira
Adriano Leme Batazza
ADVENT Internacional
AEGEA Saneamento e Participações
AF Energia AS
Afixcode Soluções Gráficas
Alain Nascimento Guimarães
Alexandre de Oliveira Neves
Alexandre Fisberg
Allied Brasil
Alta Vista Agente Autônomo de Investimentos Ltda.
Alupar Investimentos S/A
Ambev
American Tower
Ana Beatriz A. G.
Ana Clara Sola Perez Inácio
Ana Cristina Oliver
Ângela Corsari Prado
Aquia Química Industrial
Arcos Dourados Com. de Alimentos Ltda.
Ariel Lambrecht
Arrastão Movimento de Promoção Humana
ASSB Comércio Varejista de Doces Ltda.
Associação Alameda Gabriel
Associação Brasil SGI
Associação Brasileira de Artigos para Casa, Decoração, Presentes e Utilidades Domésticas
Associação CitiEsperança
Associação de Rotarianos do Distrito 4420
Associação dos Servidores do Hospital das Clínicas
Associação Hakka Chung Tsan Cultural do Brasil
Astra
Atma Institute de Meditação
AVIBRAS Indústria Aeroespacial S/A
AVL aplicativos
B3 S/A
Bacio di Latte
Bain Brasil
Banco Alfa de Investimentos
Banco Julius Bär *International*

Bauducco
BDF Nivea
Besins Heathcare Brasil Comercial e Distribuidora de Medicamentos Ltda.
Boehringer Ingelheim do Brasil Química e Farmacêutica Ltda.
BRADESCO Saúde
Brasil *Gourmet*
BRF S.A.
Brilha Flor
Bristol *Foundation*
Bristol *Myers Squibb* Farmacêutica Ltda.
BTG Pactual
Bunzl Higiene e Limpeza
Businesscom Imp. Exp. Consult. Tec. e Informática Ltda.
CA Afonso Comércio de Chocolates ME
Cabana *Burguer*
Café Suplicy
Carlos Sawaya Botelho Bracher
Cassio Coelho
Cátia Bela Yakobi Diwan
Capim Santo Restaurante
CCR - Concessionária
Celso Sanchez Vilardi
Centro de Arbitragem e Mediação da Câmara de Comércio Brasil-Canadá (CAM-CCBC)
Ceras *Johnson* Ltda.
Cheng Liang Yee
Cia Hering
Cirúrgica Fernandes
Citibank
Clínica Oftalmológica Móvel
Colégio *Poly* Master Ed Inf Ens
Columbus *MCKinnon* do Brasil Ltda.
Comercial Paulista de Baterias (Baterias Moura)
Confecções Dois Rios Ltda.
Construtora Vector 7 Ltda. (*Habib's*)
Cooperativa Do Bem
CopoBras (Luan Santana)
COSAN
Cremer
CRM Cacau Brasil
Dama Comércio de Alimentos e Promoção Ltda.
Davi Velez
Dedalus
Dell
Deltaplus
Devora Editorial
Dia do Brasil Sociedade Ltda.
Dupatri Hospitalar Com. Imp. Export. Ltda.
EA9 Fashion Comércio de Roupas e Calçados
Edições Barbatana
Editora 34 Ltda.
Editora Atheneu Ltda.
Editora de Livros Cobogó Ltda.
Editora dos Editores Eirelli
Editora Elefante Eireli ME
Editora Instante
Editora Lote 42
EDP São Paulo Distribuição de Energia S/A
Eduardo Carlos Rodrigues Santos
Eduardo de Souza Ramos
Eduardo Sawaya Botelho Bracher
El Carbon Pamplona Restaurante e Bar Ltda.
Eliane Guitierez
Elirb Participações Ltda.
Embalixo Ind. e com. de Embalagens Plásticas Ltda.
Emphasys Importadora Exportadora e Distribuidora Ltda.
Empresa Brasileira de Logistica em Mobilidade e Gestão Ltda.
Emulzint Adit. Alim. e Com. Ltda.
ENEL - Eletropaulo Metropolitana Eletricidade de São Paulo
Ericsson Telecomunicações S.A.
Escola Bilingue Pueri Domus de Perdizes
Essity do Brasil Indústria e Comércio Ltda.
ETEC Bento Quirino
Eurofarma Laboratórios
Expoaqua Exp. Aquário de São Paulo
FA Maringa Ltda.
Fabien Pierre François Mendez
Fabio Eduardo Ribeiro
Fabio Kato
Fabio Silveira Correia
Fabio Zsigmond
Fabricio Bloisi Rocha
Fabricio Pettena
Faculdade de Arquitetura e Urbanismo – FAU-USP
FHT Importação

FIAP
FOM - Casa Básica Comércio de Acessórios e Conforto Ltda. ME
Fotoptica Ltda.
Frans Café
Francisco Hilton Bezerra de Morais
FTH Importação
Fundação ITAÚ para Educação e Cultura
Giovanna Babikian Costa
Gisele Cristina Martinelli Lima
Gisela Moreau
G Comércio de Roupas
Golden Distribuidora
Goldman Sachs
Gorila Desenvolvimento e Customização
GRAU – Grupo de Resgate
Grendene
Grupo de Apoio ao Adolescente e à Criança com Câncer – GRAACC
Guararapes Confecções S.A.
GY Distribuição e Transportes de Higiênicos
Haribo
HCOR – Associação Beneficente Síria
HDI Seguros
Hedging Griffo (Credit Suisse I)
Helio Walter Fernandes de Oliveira
Hemisfério Sul Investimentos
Hershey's Brasil
Hospital Sírio Libanês
Hugo Leonardo Mendes Barros
IBAC Indústria Brasileira de Alimentos e Chocolates
Igreja Presbiteriana
Incompleta Produção e Imagens
Innix Com. Import. e Export. de Produtos de Saúde ME - Kollab
Instituto Alpargatas
Instituto de Oftalmologia
Instituto Galo da Manhã
Instituto Kairós
Instituto Lojas Renner
Ibrachina - Instituto Sociocultural Brasil-China
Instituto Ver e Viver
Instrutherm Instrumentos de Medicação Ltda.
Ipanema Ind e Produtos Veterinários
Iporanga Inv. Ltda.
Ivanete Santos Pereira
Ivory Treinamento
JBS S.A.
Joanna Pascowitch
João Alves de Queiroz Filho
João Roberto
JOC do Brasil Eirelli
José Seripieri Filho
Joyce Pascowitch
Julia Yen
Julian Neves Tonioli
Juliana Lazzaris Voigt
Kaszek Management
Labsynth Produtos para Laboratório
Lacta
LATAM
Laticínios Tirolez
Lenovo
Leonardo Afonso Pinho
Leroy Merlin
Lia Queiroz do Amaral
Lilia Klabin Levine
Livraria Simples
Lockton Brasil Consultoria e Corretora de Seguros
Loft BRASIL
L'Oreal
Lorenzo Bartati
Luan Santana – LS Music Produções Artísticas Ltda
Luis Fernando Klava Pratos
Lukka Brindes
Luly Vidigal Flores
Malwee Malhas Ltda.
Marcelo Abdo
Marc Lemann
Marcelo Fernandez Trindade
Marcia Obino Cirne Lima
Marco Antonio Biajoto Pisani
Marcos Barbosa Pinto
Maria Isabel Celico Bayeux Guedes Nunes
Maria Laura C. L. Iaino
Mariana Moreau
Mariana Nogueira Barbosa
Marlise Carvalho
Martins da Costa & Cia.

Máscaras do Bem
MCAC de Amazibas Beneficiame
Mega Brasil Tecnologia Eireli
Ministério Público da União
Monashees Gestão Invest Ltda.
Montana Química Ltda.
MPL Móveis e Utilidades
MPT Procuradoria Regional do Trabalho
Mubadala Consultoria Financeira e Gestora de Recursos
Myralis Industria Farmacêutica Ltda..
Natura
Nazapack Embalagens Ltda.
Nestlé Brasil Ltda.
Noemy Almeida Oliveira
Nota Fiscal Paulista - Secretaria da Fazenda
NU Bank
Nutrimental S.A. Indústria e Comércio de Alimentos
One DI JV Empreendimentos e Participações S.A.
Oracon Comércio e Indústria de Conf. Ltda..
O'Malley's – Irish Bar Company
P&G
Paula Ferber da Fonseca ME
Paula Lunardelli
Paulo Renato Orione
Pedro Miranda Roquim
Pedro Starzynski Bacchi
Península Participações S.A.
Philips Medical Systems Ltda.
Pierre Fabre
Pitanga *Holding* Limited
Pixeon Medical Systems S.A.
Pizza Hut
Pizzaria Sala VIP
PLUGINBOT Tecnologia e Inivação Ltda
Pólen Produções Editorial Ltda.
Porto Seguro Companhia de Seguros S/A
Premier Residende Hospital
Produtos Roche Químicos e Farmacêuticos
Projeto Gama
Projeto SUS VIVO
Prolife
Pronto *Light*
Pura Fibra
Química Amparo (YPÊ)
Fafaella de Luna Kalil
RCG Indústria Metalúrgica Ltda.
Recanto da Prosa
Receita Federal
Reckitt Benckiser (Brasil) Comercial de Produtos de Higiene, Limpeza e Cosméticos
Rede D'Or São Luiz S.A.
Regiane Claudia da Silva
Renato Gonçalves de Freitas
Reynaldo Gianecchini Junior
Riachuelo
Rita de Fatima da Fonseca
Roberto Lombardi
Rodrigo Soares Valverde
RPS Capital Administradora de Recursos
SAMSUNG
Santander
Seb Comercial de Produtos Domésticos Ltda.
Secovi - Sindicato das Empresas de Compra, Venda, Locação e Administração de Imóveis Residenciais e Comerciais de São Paulo
SESC - Serviço Social do Comércio
Sh Mohammed bin Zayed Al Nahayan The Crown Prince of Abu Dhabi
Silvana Allegrini Kairalla
Silvio Fernando Testa
SISNAC Produtos para Saúde Ltda.
Sitawi Finanças do Bem
SJC Bioenergia Ltda.
SLTD Participações LTDA.
Smurfit Kappa do Brasil Indústria de Embalagens S.A.
Sociedade Beneficente Israelita Brasileira Hospital Albert Einstein
Sofá Café Consultoria e Participações Ltda.
SOP Interlagos
Stael Alvarelli
STHORM
Stone Pagamentos S.A.
Su Jeong Kim
Sumitomo Corporation do Brasil
Supermed
Suprevida Franchising Ltda.
SURA Seguros

Sydel Instalações Eletrônicas Ltda.
Tais Okamura de Queiroz Teles
Tetra Pak Ltda.
Theraskin Farmacêutica
Tribunal de Justiça de JSP
Total Brasil Distribuidora
Total Home Comércio de Móveis Eirele
Tribunal de Justiça do Estado de São Paulo (Juíza Valdivia Ferreira Brandão)
Trisul S.A.
Tribunal Regional do Trabalho – 2ª Região
Ubu Editora Ltda. ME
Um Coffee Co
Unentel
União da Agro Indústria Canavieira do Estado de São Paulo
United Medical
Valdyr Gabriel
Ventura Comércio de Livros
Verde *Asset Management* AS
Vigor Alimentos
Vinicius Biagi Antonelli
Vinicius Hideki Ramos
Vitafor
VS Telecom
Vyvedas
Wake me Up Produtos Alimentícios
Wanderley Nunes Ferreira
Wildlife
Wilson Issamu Harada
ZentysMedical
Zurich Foundation
Zurich Operações de Aeronaves
Zurich Resseguradora do Brasil

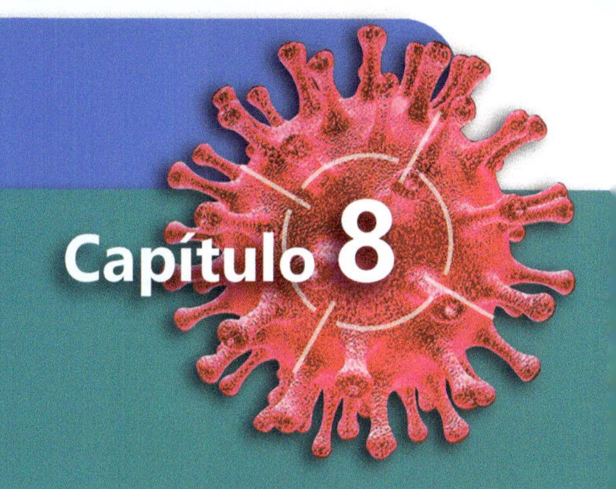

Capítulo 8

Faça a Coisa Certa

Carlos Roberto Ribeiro de Carvalho
Rogerio Souza

No início de setembro de 2020, com mais de três mil altas o Hospital das Clínicas tornou-se referência no combate à Covid-19 no Brasil. Mas o protagonismo da instituição começou antes do atendimento aos primeiros pacientes com o novo coronavírus. Desde as reuniões iniciais do Comitê de Crise, acionado no fim de janeiro, já havia o entendimento de que o HC, por ser o maior hospital público de São Paulo, deveria se preparar para receber um número grande de casos. E, também, para assumir uma posição de destaque no enfrentamento à doença.

Quando o governo do Estado criou o Centro de Contingência do Coronavírus, na última semana de fevereiro, médicos do Hospital das Clínicas foram convidados a integrar o grupo. Uma série de análises e estudos conduzidos por epidemiologistas vinham apontando para uma curva de contágio altíssima e de rápida evolução, o que levaria a milhares de mortes e a um colapso do sistema de saúde.

Para achatar a curva de contágio, os especialistas do Centro de Contingência passaram a trabalhar na definição de condutas que seriam sugeridas ao governo do Estado. Entre elas estava a adoção de medidas

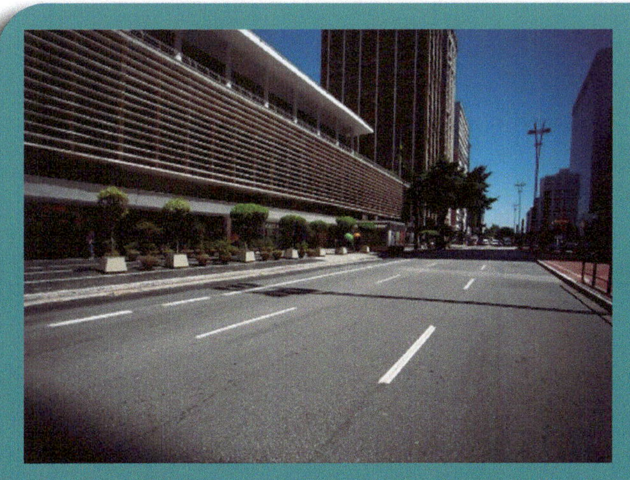

Isolamento social. Foto de Marcelo Brandt para o G1 em 23 de março - Avenida Paulista.

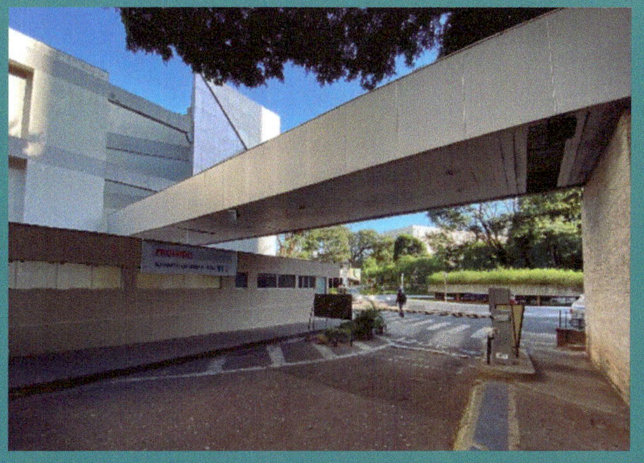

Foto no final de março de 2020 em frente ao ICHC, entrada do hospital e a Av. Dr. Enéas de Carvalho Aguiar, sem trânsito devido ao isolamento social.

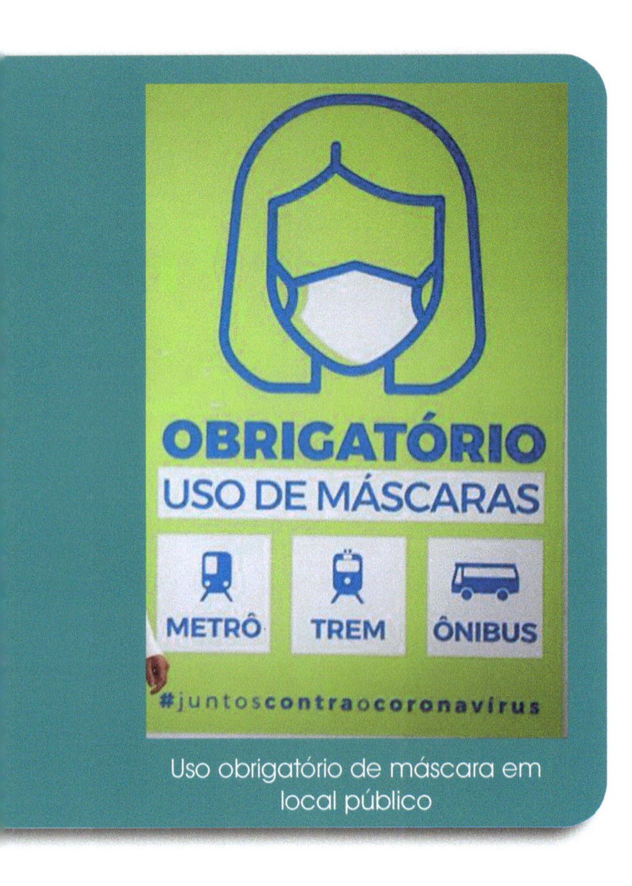

Uso obrigatório de máscara em local público

restritivas, como o isolamento social, que começou a vigorar em 17 de março.

Com isso, a taxa de crescimento dos casos de coronavírus diminuiu, ainda que a adesão ao isolamento se verificasse menor do que o esperado – o porcentual considerado ideal era 70%, porém oscilava entre 45% a 50%. Quando São Paulo entrou na fase de aceleração da doença, o *lockdown* foi uma das alternativas consideradas para evitar o pior.

Mas, ao contrário de outras cidades que decretaram regras rígidas de bloqueio da circulação, São Paulo não precisou chegar a tanto. Com base em estudos internacionais que indicavam a eficácia da máscara contra a propagação do coronavírus, associada ao distanciamento social e medidas de higiene, o Centro de Contingência recomendou o seu uso em espaços públicos e privados. A população aderiu ao acessório de maneira adequada, o que contribuiu para limitar a disseminação da pandemia.

Esse comportamento fez toda a diferença para que o sistema de saúde de São Paulo pudesse suportar a sobrecarga gerada pelo alto número de pacientes. "Enquanto não tivéssemos um remédio para a Covid-19, a forma mais eficiente de prevenção estava nas mãos da população", disse Carlos Carvalho, diretor da Divisão de Pneumologia do InCor e ex-coordenador do Centro de Contingência do Coronavírus.

Jornada do paciente

A Covid-19 surgiu de repente e, tal qual toda doença nova, não existiam parâmetros de conduta, protocolos, tratamentos. Ela pegou o mundo de surpresa e exigiu que os profissionais de saúde fossem rápidos para se adaptar ao novo cenário.

No Hospital das Clínicas, especialistas de diferentes áreas se uniram e, com base nas melhores evidências científicas disponíveis e na troca de experiência com colegas de países atingidos há mais tempo pela pandemia, desenvolveram uma linha de cuidados. Eles deveriam ser adotados desde os primeiros sintomas até a evolução da doença, nos casos simples e nos mais graves.

A grande preocupação, desde o princípio, foi garantir o melhor atendimento, sempre levando em conta a jornada completa do paciente. Era preciso estabelecer condutas a partir do momento em que o doente procurasse uma unidade de saúde, recebesse o diagnóstico e fosse orientado a fazer o tratamento em casa ou encaminhado para internação. Na enfermaria e na terapia intensiva, os casos que chegaram ao Hospital das Clínicas eram analisados por uma equipe multidisciplinar, e cada abordagem estudada em detalhes.

Outro cuidado dizia respeito à capacitação dos profissionais envolvidos no atendimento dos pacientes com a Covid-19. Não bastava ter 900 leitos disponíveis no Instituto Central, era necessário treinar equipes de médicos, enfermeiros, fisioterapeutas e técnicos, uma vez que muitos deles vinham de especialidades ou rotinas diferentes, ao serem realocados para auxiliar no enfrentamento à pandemia.

Assim criou-se o protocolo de atendimento, enviado ao Comitê de Saúde do governo do Estado. Após discussão com um grupo de professores de medicina das principais universidades paulistas, o protocolo foi validado e disponibilizado em um portal inteiramente aberto para consulta de profissionais de outros hospitais.

A iniciativa evoluiu para um serviço de telemedicina: as técnicas adotadas pelo HC no ambiente da terapia intensiva foram incorporadas por 20 hospitais da rede pública na região da Grande São Paulo. Com isso, os resultados alcançados pelas instituições tiveram índices semelhantes aos do Hospital das Clínicas.

Medicina baseada em evidências

Em um ambiente de incertezas, em que médicos e cientistas do mundo inteiro ainda estão aprendendo a lidar com o coronavírus, a responsabilidade de instituições como o Hospital das Clínicas é ainda maior. Centro de excelência no ensino, pesquisa e assistência, o HC norteia condutas de hospitais de todo País.

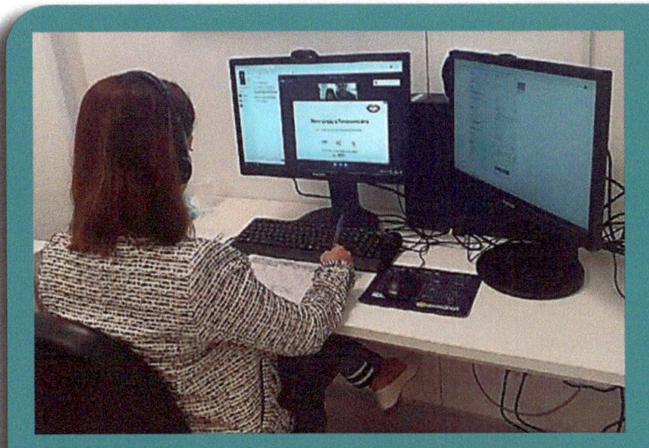

Implantação da Telemedicina em UTI, iniciativa do Prof. Carlos Carvalho na Unidade de terapia intensiva Respiratória do INCOR, e incorporadas por 20 hospitais da rede pública na região da Grande São Paulo.

Por isso, quando autoridades da esfera estadual e federal passaram a divergir sobre tratamentos, o Hospital das Clínicas seguiu pautando suas decisões com base no melhor do conhecimento científico existente a cada momento. Ao longo dos meses, algumas possiblidades de medicamentos surgiram, entre eles a polêmica cloroquina, que dividiu posições.

O processo de desenvolvimento de protocolos incluía a constante análise de toda evidência médica que pudesse trazer alguma nova intervenção no enfrentamento da Covid-19. Havia, dentro do comitê de crise do HC, um grupo que revisava pesquisas médicas para incorporação de tratamentos e métodos diagnósticos. Qualquer alteração nos protocolos exigia respaldo técnico para ser formalizada, em um processo contínuo e que avançava na medida em que a ciência ia revelando novas facetas da doença.

Se a pandemia gerou discursos que colocavam crenças equivocadas em contraposição ao conhecimento científico, eles ficaram do lado de fora dos portões do Hospital das Clínicas e da Faculdade de Medicina da Universidade de São Paulo. O que se viu internamente foi uma união que alcançou todos os ambientes da academia.

Grupos de pesquisa que antes atuavam de maneira mais isolada passaram a desenvolver atividades em conjunto. Todos os esforços estão sendo empenhados no entendimento da Covid-19. Muitas técnicas e protocolos foram aperfeiçoados ao longo dos meses, mas ainda há muito a ser descoberto. O Hospital das Clínicas, por sua importância, qualidade de seus pesquisadores e por ter se transformado em uma das maiores instituições no mundo para atendimento de casos graves de coronavírus, tem um papel fundamental nesse desafio.

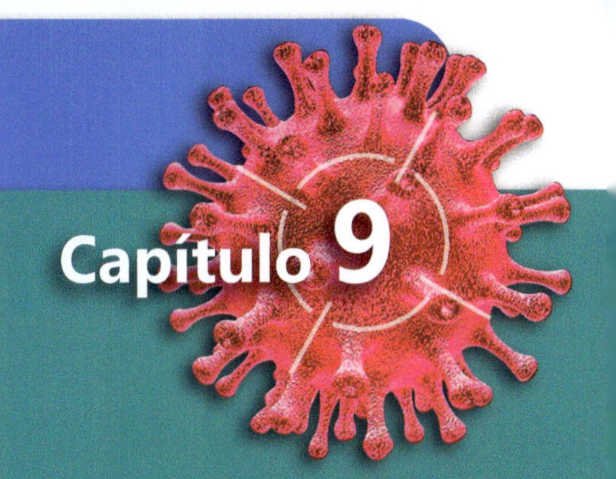

Lições Aprendidas

Por onde o paciente passa quando chega ao Hospital das Clínicas (HC) com sintomas de Covid-19? Para construir os protocolos internos de atendimento na pandemia, não bastava a percepção médica. Cada trabalho complementar, a enfermeira, a fisioterapeuta, os cirurgiães, entre outros, além do médico na sua área de atuação, colaboraram com suas percepções e tiveram papel imprescindível, não só na montagem dos processos, como na sua disseminação para toda a instituição. Isso tudo gerou uma série de aprendizados no itinerário de tratamento.

Gás da vida

Anna Sara Shafferman Levin • Rogerio Souza • Luiz Marcelo Sá Malbouisson

A COVID-19 era uma doença nova, sabia que se tratava de uma condição de síndrome respiratória infecciosa aguda, por isso, para iniciar o entendimento de como lidar com a enfermidade, um grupo de profissionais das áreas de infectologia, pneumologia e Unidade de Terapia Intensiva (UTI) do HC se juntou para coordenar e mapear os passos das equipes e as evidências de como direcionar o tratamento dos pacientes em um cenário de incerteza que pedia constante revisão.

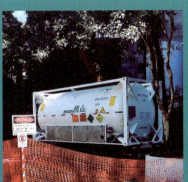

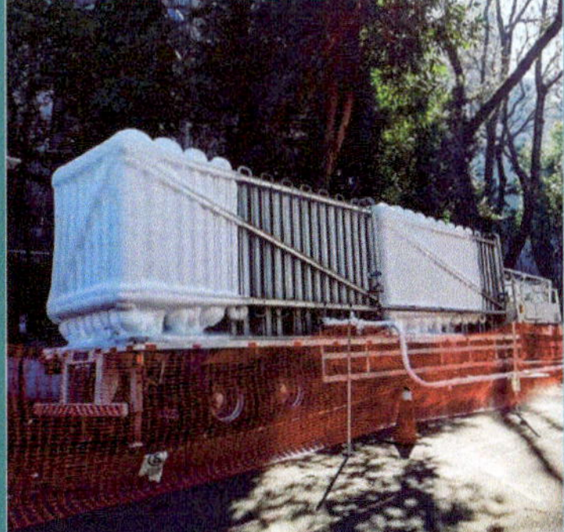
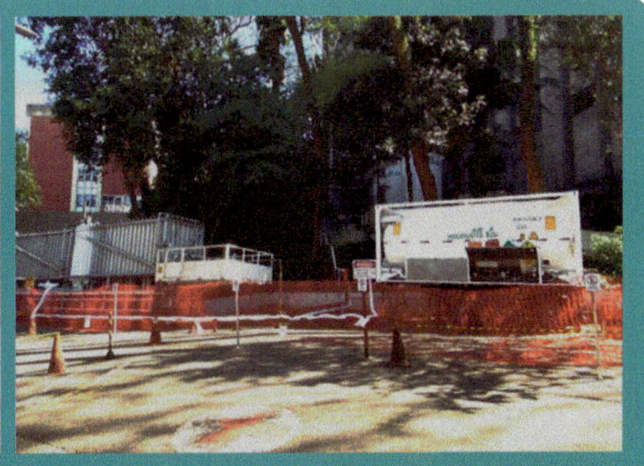

Os casos graves de COVID-19 manifestavam com insuficiência respiratória aguda e necessitavam de suplementação de oxigênio, o gás da vida. O HCFMUSP montou a usina de oxigênio sobressalente para atender a demanda durante a pandemia.

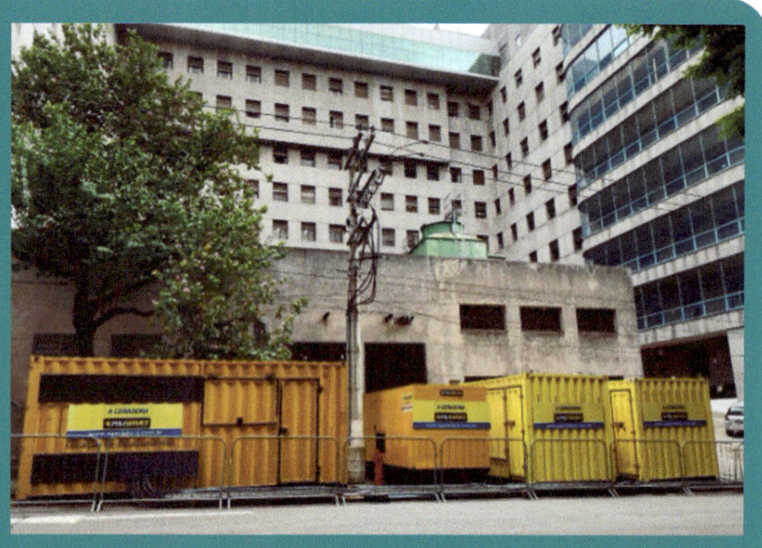

Para o funcionamento de todos os equipamentos foi necessário montar a usina de energia elétrica com a instalação de geradores de energia.

Quando chegaram os primeiros casos, o protocolo se baseava no conhecimento das experiências relatadas na China e na Europa. Nove meses após o primeiro caso de Covid-19, mais de 28 mil artigos para literatura médica haviam sido publicados, quase cem por dia, muita informação, algumas úteis, outras não. O desafio do grupo era triar o que era relevante e incorporar na rotina do HC.

No dia a dia, no entanto, foi se constatando que muito do que havia sido relatado nos documentos internacionais não correspondia à vivência no Brasil. Algumas preocupações eram infundadas, como o nível de contaminação dos profissionais de saúde, entendeu-se que com os Equipamentos de Proteção Individual (EPIs) adequados, eles se protegiam e isso permitiu montar estratégias diferentes das descritas inicialmente.

Um dos protocolos estrangeiros, aconselhava a entubação da traqueia do paciente logo no início do quadro para auxiliar na respiração por meio de equipamentos, não sendo recomendada a ventilação não-invasiva por meio de máscaras. Com o tempo, os profissionais do HC constataram que quanto mais eles conseguiam manter o paciente respirando sozinho, sem invasão, melhor ele reagia. Aos poucos, eles foram entendendo a doença, do caso mais leve até o mais grave. Sintomas importantes, como a perda do olfato e do paladar, por exemplo, não constavam nos relatos iniciais. Assim como o aprendizado de que é a partir do sétimo dia que a doença pode se agravar e surgir a necessidade de entubar a traqueia para auxiliar a ventilação do doente. Nada disso estava descrito nos documentos internacionais.

Foi a partir dessas experiências vividas e das análises reunidas pelo grupo, que o HC começou a desenvolver indicadores próprios. Dessa maneira, conseguiram resultados altamente eficientes na assistência e comparáveis aos melhores índices internacionais para a gravidade do paciente que era atendido. Isso foi motivo de grande orgulho para a equipe, sendo reflexo de um trabalho integrado. Foi interessante ver que em tempo real mesmo as mudanças de conduta em relação à literatura internacional estavam se atualizando.

Havia muitas perguntas, algumas questões políticas, como o uso ou não do medicamento cloroquina e uso ou não de corticoides, além de questões sobre como se proteger, pois, para o profissional de saúde, era importante ter tudo por escrito e acessível. O risco maior de contaminação por exemplo, é o momento de retirar os equipamentos de proteção. Então, isso era descrito no protocolo de conduta do profissional. Todos os manuais eram periodicamente revisados.

Uma grande vantagem competitiva no processo de criação de protocolos é que o HC é um hospital universitário e isso fez com que se gerasse evidências que ainda não existiam. Eram feitas comparações do que estava escrito com o que estava sendo visto, prevalecendo o caráter de curiosidade investigativa de uma instituição acadêmica. Como era uma doença de características únicas, era necessário fazer tudo de uma forma mais sistemática.

A partir do momento que há 300 leitos de UTI ativos, é possível identificar padrões. Lidar com esse número de pacientes é diferente de ter dez e ter um que se comportou de uma forma diferente, o que dá 10% da amostra. Já 300 pacientes, se 30 se comportaram de um jeito específico, já se acredita em um subgrupo.

Assim, há pacientes suficientes para identificar padrões não descritos na literatura e que poderiam ser incorporados nos manuais de Tratamento, de Ventilação Mecânica etc., permeando a informação das equipes mais experientes às menos experientes. A criação desses protocolos era consensual e incluía percepções dos diversos grupos, clínico, de UTI etc. sendo rediscutida em outros níveis, todos aprendendo juntos.

Um desafio para a aplicação de um protocolo único de tratamento da Covid-19 era a heterogeneidade de formação das equipes que estavam atuando no Instituto Central (IC). Os anfiteatros foram transformados em centros de treinamento para todos os funcionários que iniciavam sua atividade no Instituto Central. Aprendiam as técnicas de paramentação, desparamentarão e treinavam os protocolos mais relevantes para a assistência. Apesar da característica comum do comprometimento, os profissionais que abraçaram o projeto de combater a pandemia eram de especialidades diversas, era comum um ortopedista tomando conta de insuficiência respiratória.

Devido ao planejamento antecipado do hospital, que ativou o Comitê de Crise da Covid-19 em 29 de janeiro de 2020 quando ainda não existiam casos no Brasil, tivemos o privilégio de uma boa infraestrutura. Mesmo assim, em alguns momentos precisamos da ajuda dos anestesistas para serem criativos e utilizarem o equipamento de anestesia como ventiladores pulmonares.

A atuação integrada das equipes, desde a construção consensual dos protocolos e manuais até o suporte local às equipes foi o maior marco desse processo. Os profissionais de infectologia por exemplo, deram suporte a todas as enfermarias do hospital, passando por visitas periódicas diárias, pois os profissionais que foram atuar no IC para Covid-19 não tinha especialização em doenças infecciosas, muitos nem experiência clínica, havia cirurgiões, ortopedistas, várias especialidades. Havia por exemplo, dificuldade em identificar o quanto de oxigênio o paciente estava usando, informação fundamental para um caso de doença respiratória, por isso o apoio dos profissionais de infectologista foi crucial. Além disso, foram criados diversos times de resposta rápida que deram suporte para os médicos não especializados em doenças respiratórias graves, como time de parada, time de pronação, time de cateter, time de transporte, time de diálise etc.

Tivemos também a colaboração de vários hospitais privados e outras equipes de saúde que a pedido da Prof. Eloisa Bonfá colaboraram com o treinamento e a assistência. Assumiram enfermarias e UTIs inteiras

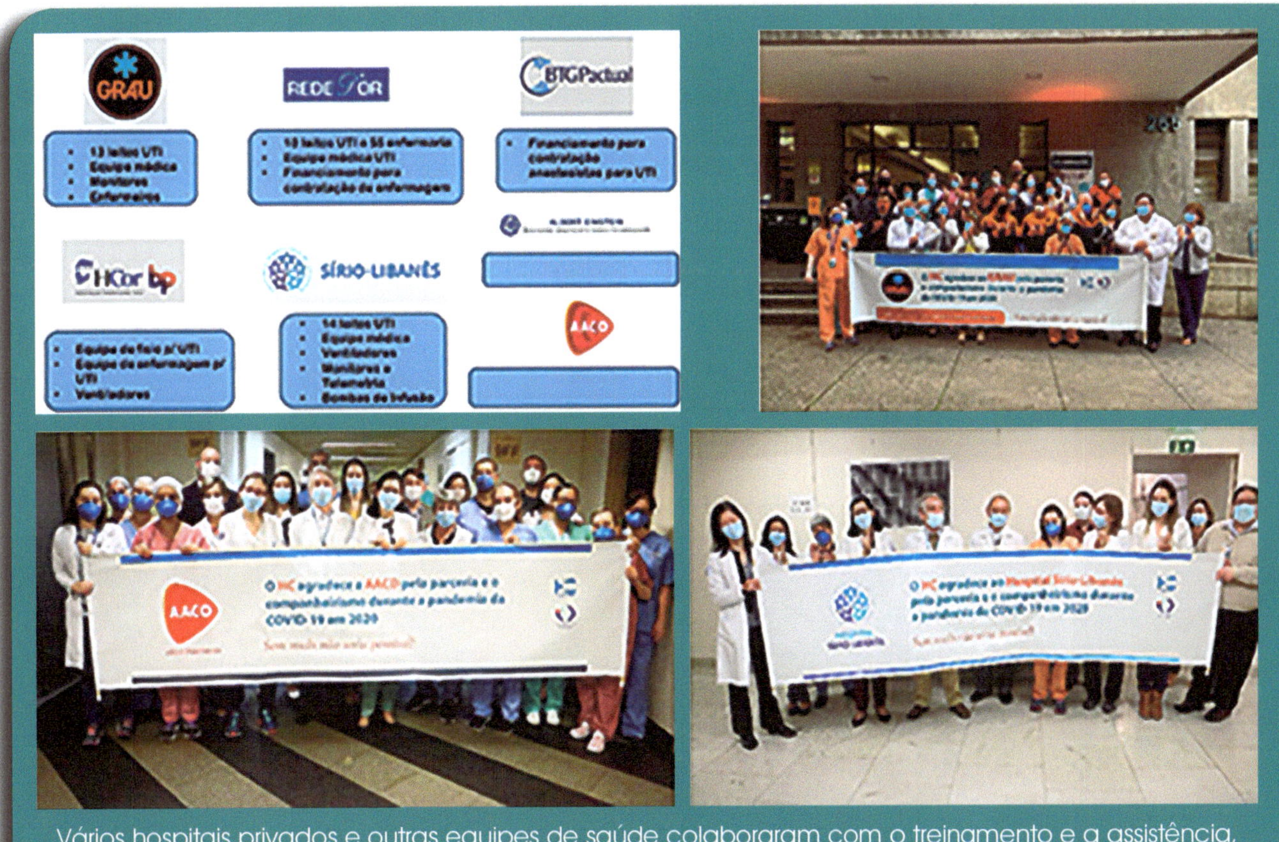

Vários hospitais privados e outras equipes de saúde colaboraram com o treinamento e a assistência, fotos documentam o agradecimento do HCFMUSP a estas instituições.

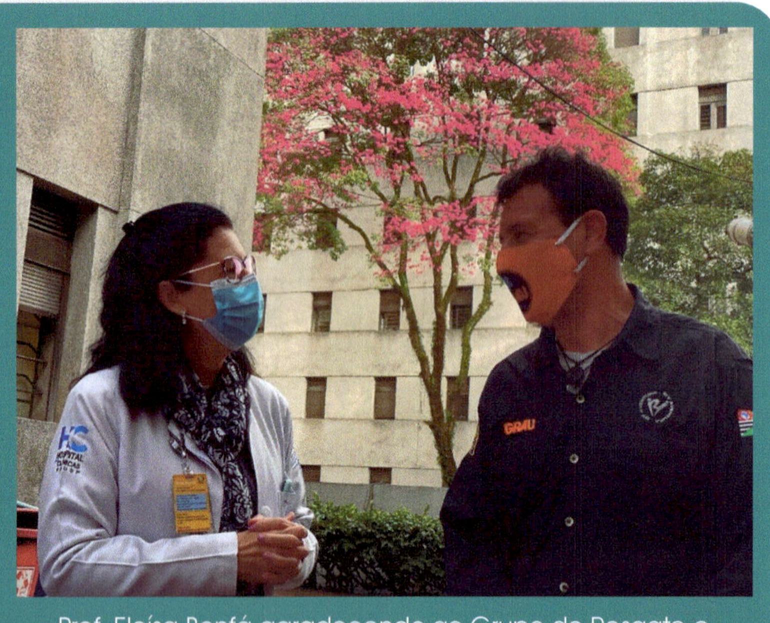

Prof. Eloísa Bonfá agradecendo ao Grupo de Resgate e Atendimento a Urgências - GRAU pela parceria.

como o Hospital do Coração (HCOR), Beneficência Portuguesa, Grupo de Resgate e Atenção às Urgências e Emergências (GRAU), Rede D´Or, Hospital Sírio Libanês, Hospital Albert Einstein e Associação de Assistência à Criança Deficiente (AACD). Uma dessas equipes era liderada por médico que foi formado na FMUSP e quando ele foi entrevistado na chegada e perguntaram como se sentia voltando para o HC neste momento de pandemia, ele respondeu, "eu não poderia estar em outro lugar, eu tinha que estar na linha de frente do HC".

A participação e a integração das equipes de UTI foram fundamentais, pois os profissionais não eram intensivistas. O grupo formado pelas equipes de infectologia, pneumologia e UTI fizeram o meio de campo transversal para homogeneizar a conduta dentro de um ambiente de incerteza científica e de heterogeneidade de informação médica dentro da maior universidade do país.

O comprometimento e a integração de todos os envolvidos foi um reflexo desse processo acolhedor e instrutivo. O grupo de infectologistas, pneumologistas e intensivistas considerou sendo os primeiros passos para o sucesso do tratamento do paciente no hospital: o encontro com uma equipe integrada, com protocolo único, suporte mútuo e disposição para combater a doença.

Enfermagem: união e cuidado

Carmem Mohamad Rida Saleh • Maria Cristina Braido Francisco • Ligia Maria Dal Secco

A divisão de enfermagem representa 1/3 de todo o contexto de pessoas do Instituto Central. Antes da Covid-19 eram cerca de 2 mil funcionários e, durante a pandemia, o grupo aumentou para 3,2 mil. Enfermeiros, enfermeiras, técnicos e técnicas de enfermagem complementaram a jornada de atendimento dos pacientes e o primeiro desafio, certamente, foi o processo seletivo desses profissionais adicionais em caráter de urgência e em meio a uma crise sanitária.

Uma interface direta com o Comitê de Crise e toda a direção do HC ajudou a agilizar as tomadas de decisão. A contratação emergencial movimentou de maneira inédita a área de educação permanente da divisão de enfermagem. Todo o processo seletivo e admissional, assim como o treinamento dessas pessoas, demandou cerca de 2 meses de dedicação, sendo a maior concentração em 45 dias, quando a complementação de vagas se tornou mais espalhada. Teve dias que chegavam entre 200 e 250 novos profissionais, que precisavam ser recebidos, treinados e direcionados.

Imagina o que foi recrutar mais de mil profissionais em tão pouco tempo e no meio de uma pandemia? O local que recebeu os candidatos foi o Centro de Convenção Rebouças, próximo ao HC. Como foi um processo que envolveu um número grande de pessoas, já na calçada foi preciso organizar filas com distanciamento para evitar a aglomeração, disponibilizar álcool gel na entrada e nas mesas, oferecer máscara obrigatória para todos, uso do auditório com a organização de uma pessoa a cada duas cadeiras, mantendo o distanciamento, ou seja, uma série de cuidados necessários e respeitados. Foram dez processos seletivos para enfermeiros e nove para técnicos em enfermagem entre março e abril de 2020 em uma rotina intensa para as equipes envolvidas com provas oral e escrita.

O próximo desafio foi o de treinar todas as pessoas que estavam chegando e integrá-las aos profissionais já atuantes. O desafio de treinamento, no entanto, estendeu-se àqueles profissionais que atuavam em áreas distintas às que foram alocados durante o atendimento da Covid-19. Por exemplo, o centro cirúrgico era responsável por receber cerca de 2 mil cirurgias por mês, eletivas e de emergência, sendo referência em trauma. Estamos falando do maior centro cirúrgico do maior hospital público da América Latina. Porém, quando começou a pandemia, houve uma redução no número de cirurgias no IC e as emergenciais foram encaminhadas para os outros institutos do complexo. Então, nesse período da diminuição de cirurgias, os funcionários foram para as áreas de UTI e unidades de internação para irem treinando e ajudando nos atendimentos. O centro cirúrgico que se transformou em UTI chegou a receber cerca de 190 novos funcionários.

O perfil do profissional de centro cirúrgico é diferente do que atua em UTI. Ao agregar esse conhecimento de cuidar de paciente crítico, quando na fase pós-covid, o ganho maior será um outro olhar na assistência prestada ao paciente, um legado que todo esse processo vai deixar para os profissionais envolvidos.

Houve um esforço coletivo para que o treinamento fosse continuado nessa circunstância nova para todas as equipes, não só de enfermagem. Os protocolos eram muito frágeis e todo mundo estava aprendendo junto a todo momento e querendo fazer o melhor.

No caso da enfermagem, um componente a ser destacado, além do conhecimento técnico, é o cuidado. São os enfermeiros, enfermeiras, técnicos e técnicas de enfermagem que têm mais contato com os pacientes e acabam atuando também em situações de conforto emocional para que o tratamento seja mais leve, como um caso de um paciente que estava na área do centro cirúrgico, que não tem janela, e pediu para ver a luz do sol. A equipe de enfermagem conversou com os médicos sobre as condições e a possibilidade e realizaram esse desejo para ele. Um outro paciente queria ouvir Aretha Franklin e a equipe usou os celulares pessoais, conseguiram uma caixinha de som e tocaram para que ele ouvisse durante sua permanência no hospital.

O carinho e cuidado da enfermagem não foi apenas com os pacientes, mas de uns com os outros, sempre de mãos dadas e socorrendo as vulnerabilidades que apareciam, especialmente as emocionais, pois estavam lidando com o medo da contaminação

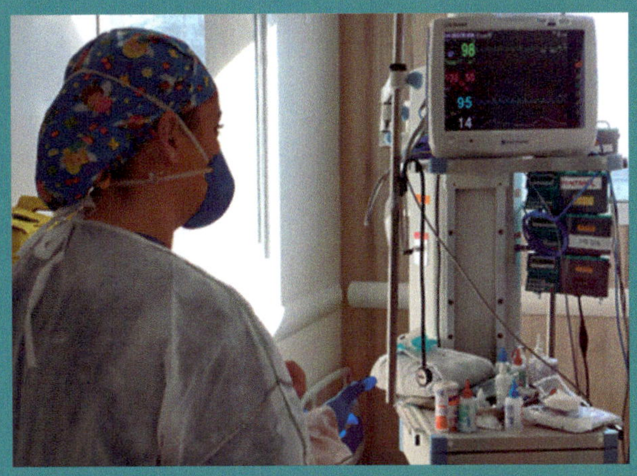

Após treinamento, colaboradora da enfermagem observando o monitor.

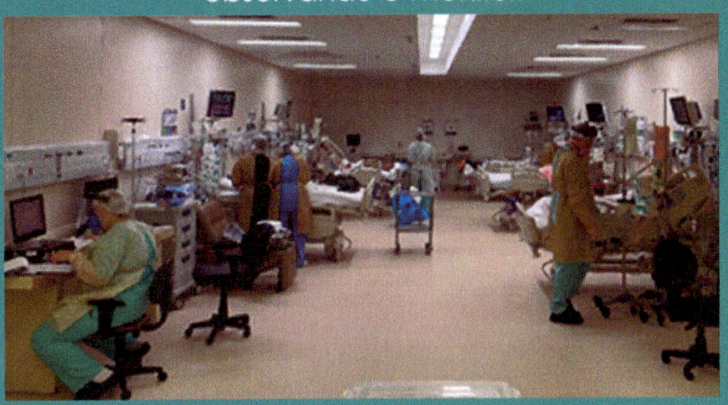

A enfermagem se destacou prestando cuidados a pacientes e outros colaboradores pelo conhecimento técnico e principalmente pelo carinho na assistência.

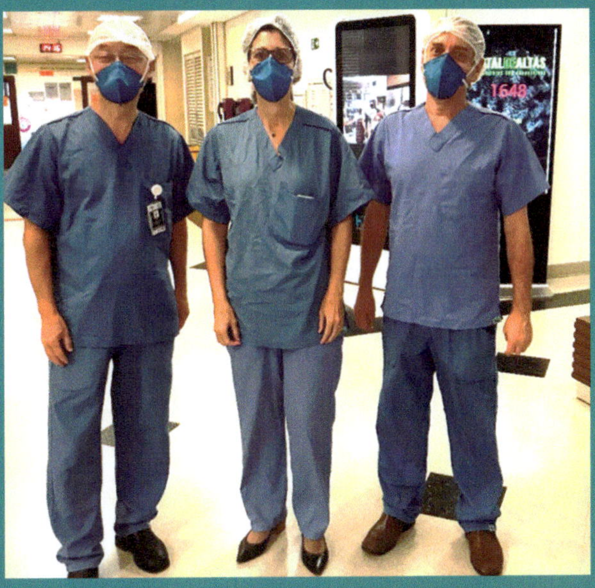

Prof. Eloísa Bonfá, Prof. Aluísio Segurado e Prof. Edivaldo Utiyama, Comitê de Crise devidamente paramentados com roupas privativas para visitarem as Unidades de Terapia Intensiva a fim de agradecer, reconhecer e motivar os colaboradores na luta contra a COVID-19.

com uma doença desconhecida e sendo intensamente solicitados: na elaboração dos fluxos, na montagem dos protocolos, na parte da documentação, além da montagem das unidades.

Eles recebiam a orientação para entrarem nos quartos e fazerem o que era preciso e sair. Diferentemente da UTI, onde o paciente está sedado em um respirador, na unidade de internação, ele está consciente e, algumas vezes, quer conversar. Os relatos é de que os funcionários não conseguiam deixá-los lá, sem atenção, e os gestores permitiam e incentivavam essa interação nesse momento de fragilidade, ficar um pouco mais com o paciente que não pode receber visitas alivia sua angústia.

Na primeira semana do atendimento exclusivo de Covid-19 no IC, houve um déficit de mais de 50 funcionários, por serem aposentados, outros 250 remanejados para outros institutos considerados de baixo risco e exposição, e ainda evasões por medo da doença ou pedido da família. A baixa de cerca de 300 pessoas experientes foi superada com a formação de novas equipes com quem estava chegando. Pessoas que não se conheciam, não conheciam o médico, não conheciam a fisioterapeuta e não conheciam a própria enfermagem. A união venceu

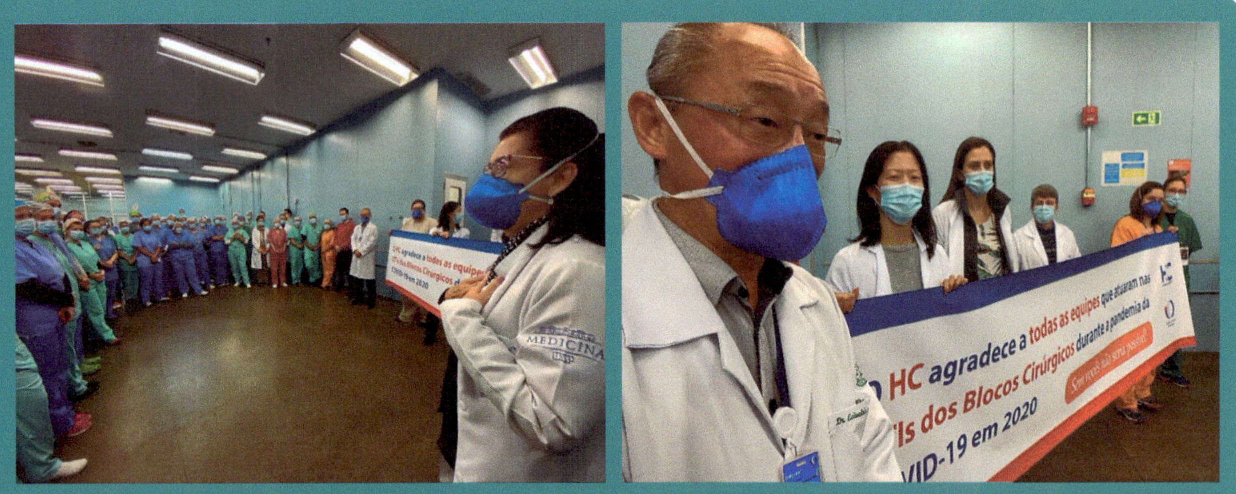
MEDICINA
HC agradece a todas as equipes que atuaram nas
dos Blocos Cirúrgicos durante a pandemia da
19 em 2020
Agradecimento da Diretoria Clínica,
Prof. Eloísa Bonfá (à esquerda) e Prof. Edivaldo Utiyama (à direita) à enfermagem do Centro Cirúrgico pela dedicação e desempenho na assistência aos doentes com COVID-19.

todas as barreiras e os profissionais que chegavam eram acolhidos e quem permaneceu se dedicou com compromisso em, muitas vezes, jornadas de trabalho de mais de 12 horas.

A maior lição para o grupo foi a capacidade de mudança e adaptação em um curto espaço de tempo. Os desafios da enfermagem na pandemia passaram pela contratação de novos funcionários em caráter de urgência, treinamento continuado, integração de equipes diversas, gestão do medo e cuidado emocional dos pacientes.

Para consagrar esse papel fundamental no atendimento do paciente de Covid-19, o reconhecimento do trabalho pela sociedade, famílias e instituição,

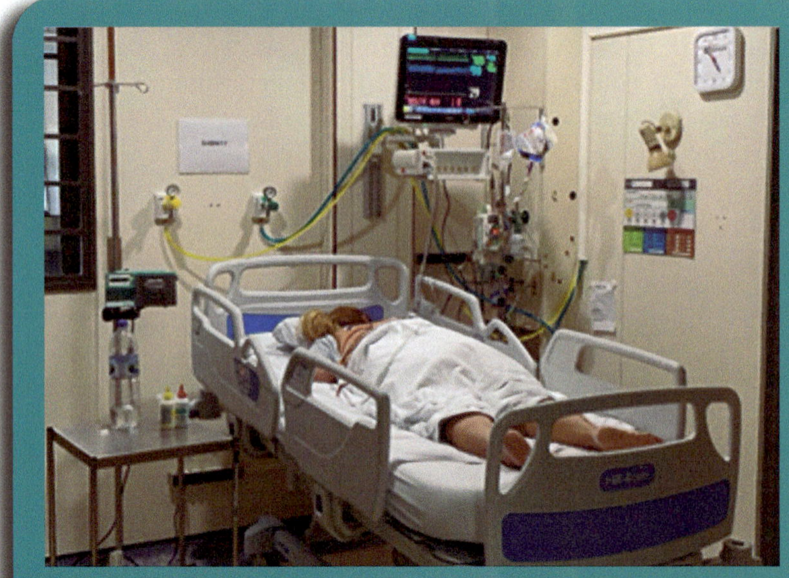
Doente com insuficiência respiratória em posição de pronação (ficar de bruço) na Unidade de terapia Intensiva.

como nunca se havia visto antes, foi um estímulo para as equipes que ficaram ainda mais unidas.

Pronação: protocolo e inovação

Maria José Carvalho Carmona • Fábio de Freitas Busnardo

A pronação em UTI, posição de bruços, é uma conduta que já existia para paciente que está em condição respiratória muito grave, mas não era muito usada. No centro cirúrgico, é mais comum, usada para cirurgia, às vezes plástica, ou na parte posterior do crânio ou da coluna.

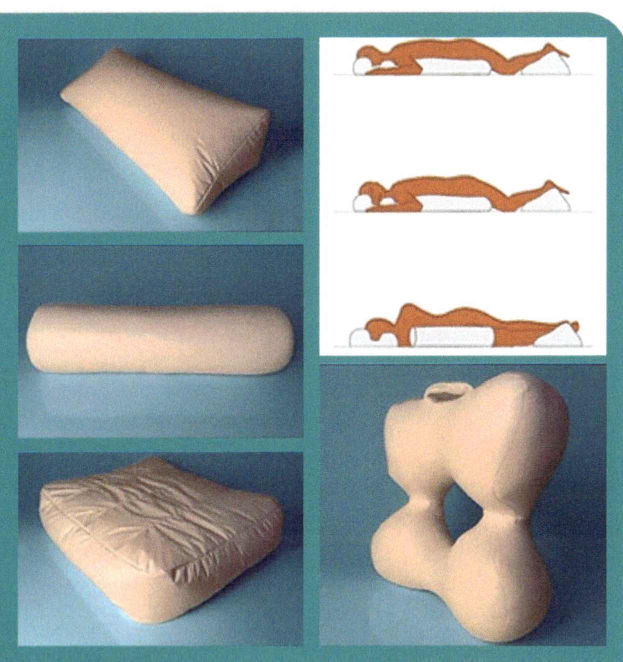

Projeto Prona, parceria entre o Centro de Inovação do Instituto Central-CITIC, Inova-HC, Inova USP, Laboratório de Processos Cerâmicos da Escola Politécnica e a empresa FOM, que desenvolveram almofadas com formas específicas e material inovador (poliestireno expandido) para a prevenção de lesões de pressão em doentes que ficaram na posição de bruços.

Com a Covid-19, passou a ser constante o uso da pronação, mesmo na UTI. A posição de bruços libera áreas do pulmão que normalmente ficam fechadas e ajuda na ventilação em pacientes com insuficiência respiratória grave. Os pronadores que já existiam no centro cirúrgico, importados, não deram conta de atender a demanda da pronação. Trata-se de uma almofada especial para proteger contra lesões e feridas causadas pela pressão do corpo do paciente

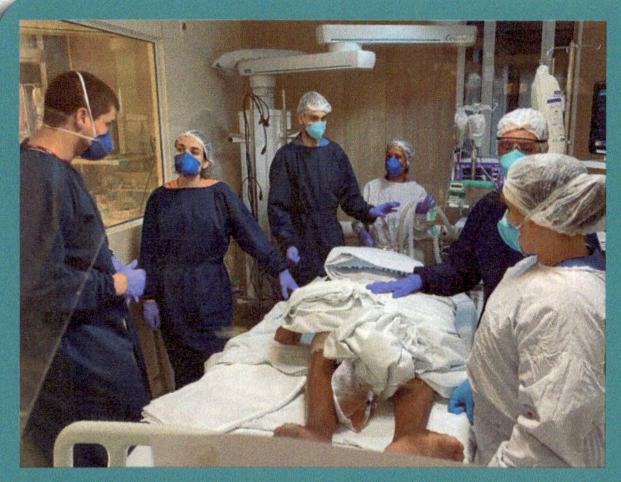

Equipe multidisciplinar para mudar a posição do doente grave ficar de bruços, composta por intensivista, anestesista, enfermagem e fisioterapeuta.

por muito tempo em contato com a cama, normalmente a testa, o queixo, o ombro.

Ao observar a complexidade de pronação e recorrência da insuficiência respiratória nos pacientes de Covid-19, foi criada uma equipe multidisciplinar com representantes da anestesia, cirurgia plástica, intensivistas, enfermagem e fisioterapia para buscar soluções para a pronação dos pacientes. O grupo se reunia semanalmente para instituir os protocolos e alinhar procedimentos.

Duas ações principais no segmento de pronação podem ser destacadas, a primeira foi a parceria com a Inova USP para o desenvolvimento de coxins que atendessem a demanda dos pacientes em prona de Covid-19. Os pronadores usados no centro

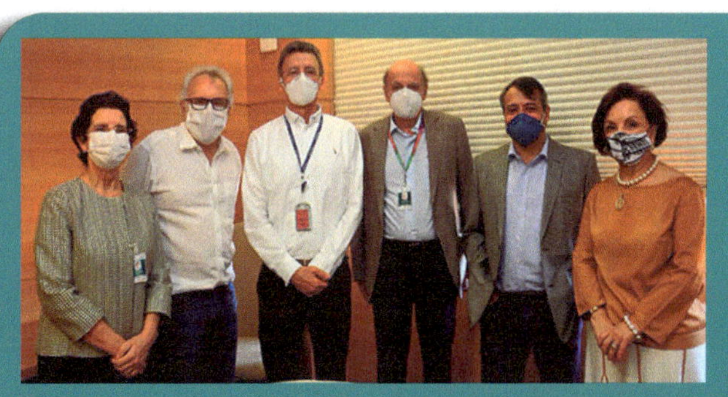

Entrega de 400 peças, reunidas em 100 kits de almofadas. Estiveram presencialmente a Prof. Maria José Carmona, Prof. Vanderley John, Prof. José Otavio da Costa Auler, Prof. Giovanni Cerri, Prof. Douglas Gouvêa (Laboratório de Processos Cerâmicos da Escola Politécnica) e Prof. Linamara Batistella.

cirúrgico não foram suficientes para todos e, a partir de uma parceria com a emA doação da empresa Fom, que é do setor de decoração, mas passou a produzir um material para a indústria de saúde, se adaptando ao cenário de crise e atendendo às necessidades da pandemia, disponibilizou pronadores suficientes para todos os doentes.

Outra ação importante foi a criação de protocolos para pronação na UTI. A cirurgia plástica passou a ter um papel importante nas intercorrências relacionadas a Covid-19. No início, foi engraçado pensar em um cirurgião plástico atuando na pandemia, mas com o uso recorrente da pronação, as feridas por pressão tornaram-se recorrentes. O paciente grave, entubado, sedado, perde a capacidade de quando está meio incomodado se ajeitar na cama, então é um cuidado que precisa ter, um protocolo para mudar a posição deles. Qualquer UTI tem isso de rotina, mas normalmente é relacionada a pacientes com posição habitual, não em prona.

Com base em um protocolo internacional, traduzido pela equipe de cirurgia plástica, eles passaram a adotar um procedimento padrão nos pacientes do IC. Como havia muito funcionário novo e médicos não especialistas, a adoção do protocolo foi muito importante para padronizar a manobra, que precisa de uns cinco profissionais, médico, fisioterapeuta, enfermagem, para virar o paciente da melhor forma possível, sem lesão. Como resultado, diminui o número de lesões por pronação e as escaras sacrais.

Como parte desse protocolo, sempre que havia necessidade de pronação de um paciente, a equipe formada por um fisioterapeuta, um enfermeiro e um residente de cirurgia plástica era acionada por um bip e o grupo atendia, às vezes eram necessárias mais pessoas, mas cada caso era avaliado individualmente, como situação de obesidade, mas o grupo garantia que a manobra seria feita dentro do protocolo, tanto nas UTIs quanto nas enfermarias, pois a posição também foi usada para pacientes na internação.

Criar a equipe de pronação, desenvolver os coxins, adotar um protocolo específico para UTIs ajudaram na prevenção de lesões de pressão e essa experiência ficará para o hospital pós-pandemia como uma cultura de prevenção de lesão.

Cirurgia: adaptação e conhecimento

Marcelo Cristiano Rocha • Edivaldo Massazo Utiyama • Patricia Goulart Rodrigues Lima

As cirurgias eletivas diminuíram e as de emergência foram realocadas para os institutos. No entanto, e os pacientes de Covid-19 que necessitavam de procedimentos cirúrgicos? Como foi essa adaptação?

Logo após os primeiros relatos de Covid-19 e a decisão de concentrar os casos da doença no IC, a primeira discussão da área cirúrgica foi estrutural, se o espaço físico estava preparado para cirurgia de pacientes com uma doença infecciosa, ar condicionado, exaustão, onde seria o melhor lugar, os Equipamentos de Proteção Individual (EPIs), como seriam as rotas e fluxos seguros para as equipes.

Até o dia 27 de abril de 2020, o centro cirúrgico ainda como foi usado como centro cirúrgico, das 34 salas, quatro foram separadas para operar casos de Covid-19. Nesse período inicial, foram poucas as cirurgias.

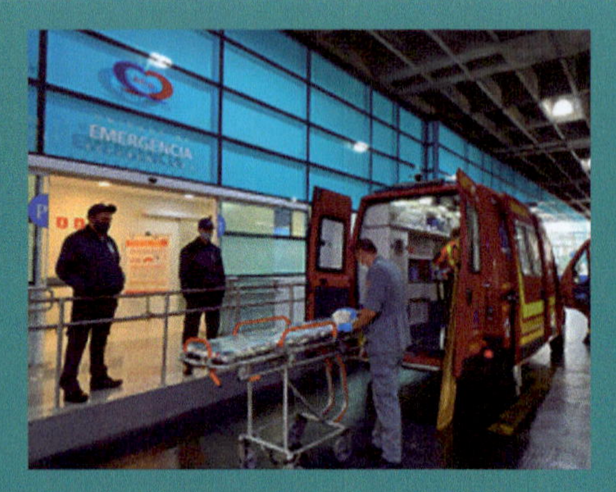

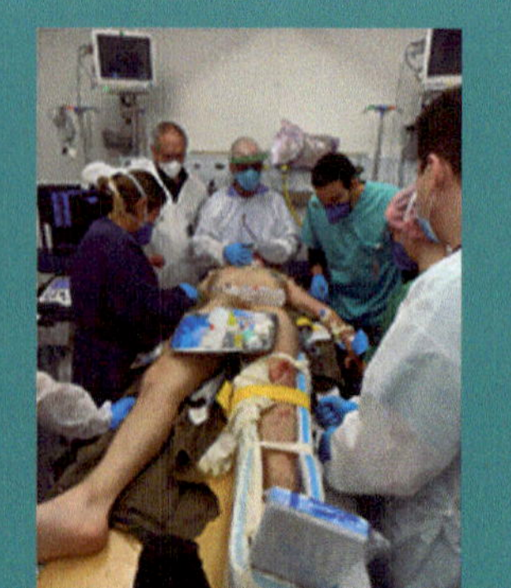

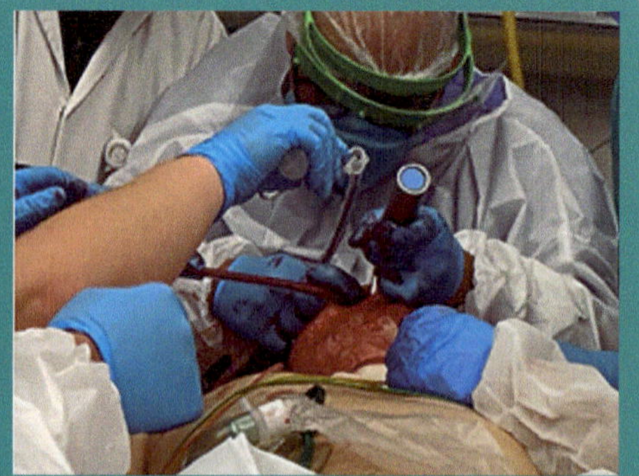

Pronto-Socorro do Instituto do Coração foi transformado em uma unidade de emergência geral. A sala de emergência foi adaptada para receber doentes traumatizados e com equipamentos adequados.

A partir de 27 de abril, pela necessidade de ampliar UTI, todo o centro cirúrgico virou UTI e a cirurgia migrou para o centro obstétrico que pedia mais cuidados com os fluxos devido às circunstâncias de gestante com Covid-19 ou com suspeita, além de poder nascer uma criança sem a doença. Tudo isso foi pensado para evitar contaminação.

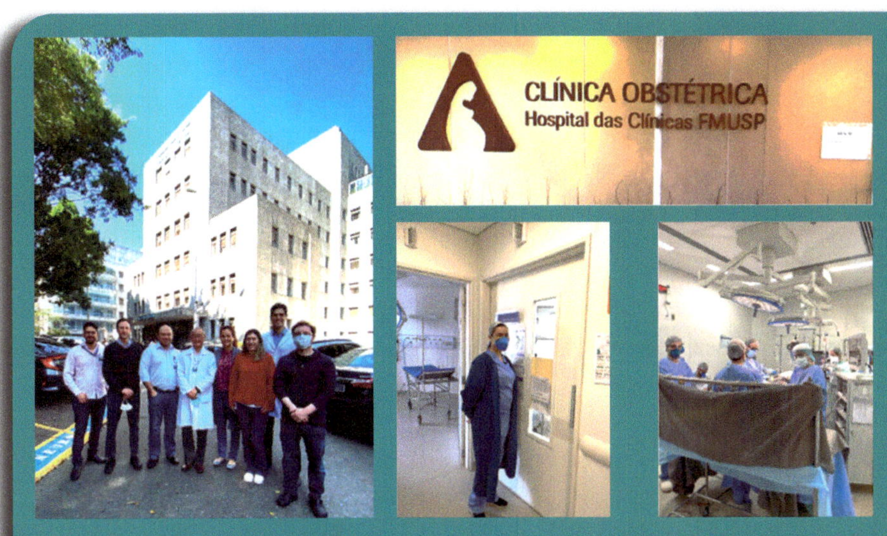

Equipe da Cirurgia Geral e Trauma dedicada ao atendimento no Instituto Central do HCFMUSP. O Centro Obstétrico foi transformado em centro cirúrgico geral seguindo todas as recomendações para operação de doentes com COVID19, a ante sala para a enfermagem circular e a sala operação restrita a equipe cirúrgica, anestesiologista e técnica de enfermagem.

Com a desativação das salas de centro cirúrgico, os funcionários foram migrados para UTIs e enfermarias, o que gerou uma confusão de emoções, pois a especialidade cirúrgica, especialmente da equipe de enfermagem, precisou ser adaptada para outras demandas necessárias no hospital.

Já para os cirurgiões, com suas operações adiadas, veio a sensação de frustração de não recuperar um paciente por causa de uma doença que até aquele primeiro momento eles não tinham ideia do que era e, por isso, no início essa reorganização foi feita meio a contragosto, criando uma insegurança para as equipes cirúrgicas. Isso tudo depois foi entendido como necessário, dada a dimensão da pandemia, a disseminação da doença e o número crescente de casos.

Foi necessário criar duas equipes de cirurgias de urgência e de clínica, uma para o IC, com atendimento de Covid-19, e outra para atender no Instituto no Coração (INCOR), que teve o seu pronto-socorro especializado em doenças do coração e pulmão, transformado em tempo recorde num pronto-socorro geral. Na pandemia, o INCOR atendeu transplantes, acidente vascular cerebral e até parto.

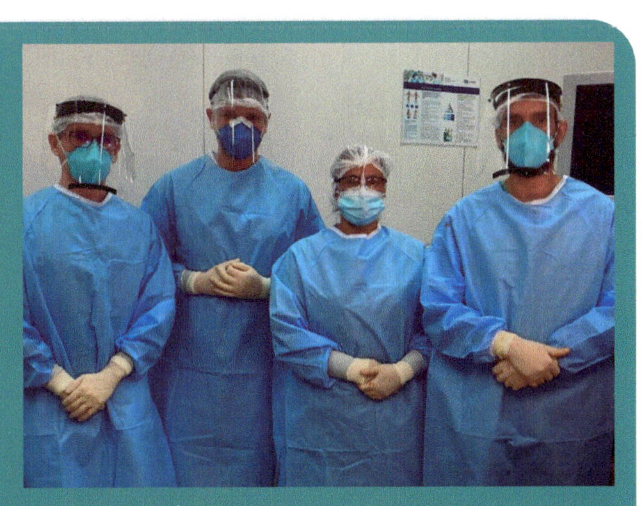
Equipe cirúrgica paramentada com todos os EPIs necessários. Os cirurgiõe passaram pelo treinamento da desparamentação para evitar se contaminarem.

Quem ficou no IC foi estudar sobre as intercorrências cirúrgicas em pacientes de Covid-19 usando como referência os casos da China e da Itália, até então os países mais atingidos pela pandemia e a equipe foi direcionada a treinar procedimentos que eram recorrentes naqueles países. Os procedimentos também passaram a ser feitos com EPIs específicos, o que antes não era habitual, como Face Shield, além da atenção redobrada com a higienização, o que já é um ponto crítico de um centro cirúrgico, mas com a Covid-19 isso ficou ainda mais presente. Imagine reensinar a um cirurgião como se paramentar e se desparamentar, que é o momento mais comum de contaminação. Apesar de ser algo corriqueiro para eles, as instruções precisavam ser reforçadas. Do ponto de vista da cirurgia, os aprendizados foram adaptação e conhecimento, que foi depois multiplicado para as equipes dos demais institutos.

Obviamente, que o medo estava presente, mas a atuação da liderança foi essencial para que o trabalho pudesse fluir no momento em que as pessoas precisavam, mais do que nunca, dos profissionais de saúde. No segundo dia de atuação no IC exclusivo para Covid-19, um médico que deu plantão à noite foi para casa dizendo que não voltaria mais, isso porque no primeiro dia uma paciente foi internada bem, na enfermaria, e ele estava dando cobertura. Horas depois, essa mesma paciente precisou ser entubada e transferida para a UTI. O momento de entubar é crítico, é quando é possível se contaminar. Esse médico saiu do plantão dizendo para os colegas que não queria passar por aquilo, criando um pânico interno. A liderança precisou se posicionar com firmeza, enfatizando que não era possível trabalhar com esse espírito, que eles estavam lá para cumprir um papel para a comunidade, que as equipes estão preparadas para entubar, que há EPIs e não seria admissível agir daquela forma. Essa "bronca" fez com que as equipes saíssem daquele clima de insegurança e atuassem com confiança no combate à pandemia.

O medo é natural, como quando os 300 leitos de UTI disponíveis no IC estavam batendo no limite de 298, 299 e o sentimento era de "amanhã não vai ter", mas a união da equipe cirúrgica, assim como todas as outras, deu força para que mesmo especialistas atuando em áreas que não são suas especialidades pudessem exercer seu papel com motivação e perseverança.

Necessidades renais e vasculares

Lúcia da Conceição Andrade • Amanda Cardoso Montal • Grace Carvajal Mullati Della Veja • Nelson De Luccia

Nos pacientes de UTI muitas vezes, os rins podem ser acometidos e param de funcionar devido aos muitos remédios que tomam, ou pela septicemia, infecção generalizada, ou mesmo pela própria pressão que cai muito, o que é chamado de choque. Desses pacientes, muitos precisam da hemodiálise – processo de depuração do sangue –, pelo menos durante um período até os rins voltarem a funcionar. E, para a Covid-19, a atuação da equipe de nefrologia foi fundamental.

Com o aumento dos números de leitos de UTI no HC, o grupo da Nefrologia chamado de Agudos, que atende casos de insuficiência renal aguda, teve um aumento significativo no número de casos acompanhados. Algumas máquinas de diálise foram para o Instituto de Ortopedia, onde foram alocados os atendimentos de insuficiência renal para pacientes não-covid, e o restante ficou no IC.

Foi preciso, no entanto, providenciar mais máquinas de diálise, pois 30% dos pacientes com Covid-19 necessitaram de diálise. Para se ter uma ideia, em junho de 2020, com a pandemia, o número de diálises aumentou 5,5 vezes em relação ao mesmo período de 2019.

A equipe também precisou aumentar, já que o trabalho quintuplicou. O desafio foi treinar as pessoas que chegavam que não conheciam o procedimento. Os mais experientes ensinavam os mais novos, enquanto outro aprendizado foi o de organizar e manter um número de diálises tão grande ao mesmo tempo e conseguir ver os pacientes e coordenar tudo isso numa mudança tão súbita de rotina.

Outra área requisitada no atendimento de Covid-19 foi a cirurgia vascular, especialmente por conta do acesso venoso e passagem de cateter. A equipe foi dividida entre a área covid, no IC, e não-covid, no InCor.

Fonoaudiologia, Terapia Ocupacional e Fisioterapia na pandemia

Carolina Mendes do Carmo • Clarice Tanaka • Selma Lancman • Claudia Regina Furquin de Andrade

Ao pensar em uma doença respiratória infecciosa, a Fonoaudiologia, a Terapia Ocupacional e a Fisioterapia não são especialidades de saúde normalmente lembradas. No entanto, essas áreas exerceram papéis importantes no atendimento, tratamento e recuperação dos pacientes de Covid-19 no HC.

No caso da fonoaudiologia, o cenário de catástrofe e emergência não é habitual, porém, com a pandemia, o profissional fonoaudiólogo esteve contribuindo na linha de frente. Foi uma experiência inovadora e desafiadora que certamente vai abrir novas necessidades e possibilidades, tendo como um dos resultados a proposta de incorporar emergências e catástrofes no currículo regular de formação.

Um dos trabalhos foi com os recém-nascidos, porque eles continuaram a nascer na pandemia, e a aplicação do teste da orelhinha, que avalia a audição do bebê, especialmente nas crianças que nasceram de mães portadoras de Covid-19, checando se havia alguma deficiência. Outro trabalho, ainda em estudo, é a verificação de sequelas auditivas nas pessoas que tiveram o grau grave da doença.

Também, desde o início, a fonoaudiologia criou fluxos para atender diretamente os pacientes junto às equipes de nutrição e odontologia por causa de questões de dente e prótese dentária atreladas a uma melhor alimentação.

Com todos os cuidados de paramentação e as inseguranças iniciais da doença, as fonoaudiólogas visitavam os leitos como faziam antes da pandemia, mas revendo fluxos para um atendimento mais ágil e com o menor contato possível. No início, as alunas e residentes tinham medo, mas aos poucos criaram segurança e fizeram da alimentação um momento de conforto para aquele paciente que estava sozinho, sem conversar com ninguém. Ao auxiliar e ver o paciente sair comendo, se comunicando e respirando após uma intubação e sem o auxílio da traqueostomia foi gratificante para as profissionais da área.

Já a área de terapia ocupacional (TO) fez um trabalho mais de retaguarda, tanto de preparação, no início da pandemia, de Equipamentos de Proteção Individual (EPIs) e apoio no esvaziamento do IC para se dedicar só à Covid-19. E, durante a pandemia, a TO se dedicou a um trabalho junto aos familiares dos pacientes, no sentido de organização do cotidiano, tanto em relação àqueles internados quanto nas primeiras providências do óbito. Outra função foi o suporte e acompanhamento dos afastamentos e retornos ao trabalho dos funcionários, que é algo que a área já atuava.

Durante a pandemia, a divisão de fisioterapia se organizou para atuar em uma parte mais burocrática e administrativa e em outra de gestão assistencial. A primeira ficou responsável, principalmente, por agregar os fisioterapeutas na equipe, que basicamente dobrou. Então, foram vários processos seletivos, treinamento, contratos. Foi tudo organizado para que os alunos e residentes atuassem no enfrentamento da pandemia sem se distanciarem do que está no programa deles.

Nas atividades assistenciais, estavam a organização e estruturação dos equipamentos de ventilação dos pacientes, acessórios e insumos. Então, para a pandemia houve um estudo preditivo das necessidades dos pacientes. Em média, eram 550 leitos ativos, funcionando, e a proposta inicial era de ter 900 leitos, 200 UTIs e 700 leitos de enfermaria, assim foi sendo providenciado os preditivos para garantir a assistência dos pacientes, tendo um papel de apoio à assistência respiratória.

Houve essa participação na organização do suporte do paciente grave, na gestão dos equipamentos hospitalares e dos gases. Tanto oxigênio que tem na rede de gases, quanto os cilindros usados no dia a dia. O oxigênio é o principal "remédio" para os pacientes que estão com insuficiência respiratória.

A fisioterapia teve uma demanda muito grande, pois a maioria dos pacientes tem uma disfunção respiratória importante, cerca de 90% dos internados passaram pela assistência. Muitos são marcantes, mas um deles foi um paciente obeso: a obesidade por si já constituía algo a inspirar mais cuidados, mas travava-se, nesse caso, de uma obesidade no nível da morbidade, mais de 200 kg. Ele foi internado com uma condição muito preocupante clinicamente, porque todos os doentes de Covid-19 eram bem críticos, mas também pela sua condição física. Junto veio o desafio extra de lidar com a sobrecarga de peso que, para a demanda da fisioterapia, acaba impactando bastante. Esse paciente passou por todos os processos que todos passaram, de mudar de posição, a pronação – bruços –, uma manobra muito desafiadora especialmente nessa condição, mas o paciente reagiu bem e se recuperou, teve uma evolução bastante boa.

Depois de voltar à posição supina – de frente –, qual era o desafio? Ele precisava sair do leito, era a condição para ele ter alta, até porque a mãe também estava internada, em estado grave, e ele queria conseguir se recuperar e ir para casa para servir de motivação e apoio moral para a mãe. E aí, foi dada assistência para a equipe de fisioterapia da unidade, foram feitos alguns treinamentos extras e foi possível uma evolução bastante boa para ele. Foram levados recursos mais específicos para ele ser retirado da cama em um tempo bem curto: tirar um paciente do leito que tinha esse desafio do peso, fazê-lo caminhar pela UTI e ter alta diretamente da UTI para casa, porque não tinha nenhuma enfermaria que passasse a cama dele, a não ser na enfermaria da bariátrica que estava bloqueada, e tudo deu certo sim, ele adquiriu condição suficientemente segura para ir para casa. Certamente a contaminação por Covid para ele, tendo se submetido a todo esse desafio, tendo trazido para a equipe de fisioterapia uma demanda dessa magnitude, resultou para ele numa mudança de vida total, que decidiu fazer um tratamento, passar pela cirurgia bariátrica, pediu para entrar na fila. É um paciente mais funcional do que entrou e com uma vontade de viver muito diferente.

Tanto a fisio, quanto a fono e a TO na experiência com a Covid-19 atingiram um grau de excelência e de respeitabilidade por estarem envolvidas em todas as partes do processo, desde a participação no comitê de crise até na atuação na UTI, nos cuidados pós-doença, na relação humana, que foi o caso da TO, seja com o paciente seja com o profissional. O maior desafio foi a necessidade de se reinventar, sair da zona de conforto, embora no hospital não haja zona de conforto, mas sair do habitual em busca de contribuir ainda mais em cada uma das áreas de atuação.

Atuação sinérgica na Reabilitação

Linamara Rizzo Battistella • Renato Silva Martins

Um paciente recuperado de Covid-19, que permaneceu por um grande período de internação, deitado todo o tempo, muitas vezes na UTI, passou por inúmeros procedimentos, esse paciente inevitavelmente vai precisar de uma reabilitação para que o corpo volte às condições favoráveis para a vida fora do hospital. É nesse momento que entra o trabalho conduzido por médicos fisiatras, porém, apoiado por uma equipe multidisciplinar. E essa, certamente, é a maior lição aprendida no processo de enfrentamento da Covid-19: atuação em parceria traz os melhores resultados não só na reabilitação como no tratamento e prevenção de sequelas.

As equipes, de repente, estavam todas trabalhando juntas e a importância disso é a agilidade. O paciente é quem ganha com essa interação mais próxima. Um aprendizado claro que a Covid-19 trouxe é que é necessário influir mais nas questões da prevenção, é preciso articular melhor com a rede básica para que ela seja cada vez mais robusta. E quando chega na alta complexidade, é sabido que a solução vai depender de muitas estratégias que precisam atuar de forma inteligente e sinérgica. E foi exatamente o que foi feito durante a pandemia.

Desde a chegada da fisiatria no HC para atuação na Covid-19, foi usada o conhecimento de cada especialidade para entender qual era o melhor tratamento para o paciente. Desde o começo houve uma pluralidade, uma confluência de saberes, algo que poderia ser natural dentro do ambiente científico e até no modelo de sociedade, mas que estava esquecido, a informação muitas vezes não está disponível para ajudar quem precisa. E a percepção é que a pandemia trouxe isso, a capacidade de unir esforços e de trazer para a população uma dimensão muito clara que dá para viver com pouco e dá para viver bem olhando a segurança do outro.

"Eu acho que essa pandemia, além dessa sinergia, trouxe um senso de solidariedade que extrapola as paredes do hospital. Porque a gente nunca viu uma movimentação, tanto do empresariado, do mercado, quanto da população em direção à doação, à preocupação, à oferta de um cuidado, de uma facilidade como foi. Talvez tenha sido também uma oportunidade, apesar do custo alto, de rever o que significa viver em sociedade. Porque isso estava um pouco esquecido, né? Viver em sociedade era eu resolver o meu problema e a gente viu que resolver só o nosso problema não resolve. Nós não teremos segurança se nós não resolvermos o problema do outro", afirma Linamara Rizzo Battistella, professora titular de Medicina Física e Reabilitação na Faculdade de Medicina da USP.

E algo importante da confluência dos saberes foi o olhar para o paciente e não para a doença, que é outra condição imperativa para quem cuida de pessoas, com esperanças e necessidades que interferem na saúde. Se for tratar a dor, mas sem ver de onde ela vem, sem ver outras comorbidades, pode ter sucesso, mas vai ser um sucesso fugaz, vai ser transitório, não vai resolver o problema do paciente. Foi esse o olhar da fisiatria na reabilitação da Covid-19. Os residentes que passaram pela pandemia, no início com um pouco de resistência, mas que depois se apaixonaram, entenderam a riqueza desse aprendizado. É preciso viver o conhecimento, de pesquisa e de valorização ética e solidária. Algo que levarão para a vida toda. Não é só o quanto sabemos, mas o quanto usamos desse conhecimento.

A união das equipes hoje faz com que um médico e o superintendente do hospital se encontrem no corredor e perguntem um ao outro se precisam de algo, rompendo uma barreira hierárquica que, por diferentes circunstâncias, antes existia, e transformando as relações. Há um orgulho de fazer parte, uma alegria de olhar em volta e ver todos os professores em sinergia.

Nesse processo de enfrentamento da Covid-19, a fisiatria passou por todas as salas para explicar qual seria seu papel, que poderia começar na chegada do paciente, durante a fase aguda da doença, com a adoção de uma série de estratégias para a prevenção das comorbidades ou sequelas, e ao sair da UTI, por meio de uma análise dos órgãos afetados para propor um programa sinérgico de reabilitação, deitado na cama e consciente, estimulando a parte cognitiva, vendo a condição de movimentar os membros e sendo orientado ao mínimo exercício para que não perdesse a condição funcional e fisiológica. E, assim, o trabalho foi sendo modelado.

Há a atuação clássica da fisiatria, no momento da alta, se o paciente tem alguma paralisia, é preciso prepará-lo para que ele chegue em casa e não tenha quedas por exemplo. Tem pacientes que saem muito debilitados. Na melhor das hipóteses, no melhor roteiro, esse paciente sai e vai para uma clínica de reabilitação ou para um modelo de internação ou a um atendimento ambulatorial. Se o paciente está realmente debilitado, a opção é mandar para a internação para um acompanhamento, porém, após um período grande de internação com a doença, a última coisa que ele quer é ficar internado de novo para reabilitação, é aí que são adotadas outras estratégias para compensar.

Entre as ações importantes da fisiatria na reabilitação de pacientes Covid-19, uma delas foi a criação do fluxo de transferência do IC para o Instituto Lucy Montoro. Outro destaque foi o uso de prancha ortostática dentro de UTI, fazendo com que o paciente melhorasse mais rapidamente. A terceira iniciativa foi a manufatura de órteses[1] para as mãos à beira leito na UTI, pela equipe de Terapia Ocupacional. E, finalmente, a dispensação rápida de equipamentos pré-fabricados que o pessoal do instituto desenvolveu e trouxe para gente utilizar.

Depois de um tempo começou-se a tratar pacientes com rigidez muscular, como uma refugiada haitiana que estava grávida e foi internada com 20 semanas de gestação. Ela estava muito mal da parte neurológica e a prioridade era o filho. O parto foi realizado, o filho passou bem e ela teve melhora. Passados 3 meses da infecção por Covid-19, começou a reabilitação, o médico falava francês, o que facilitou a comunicação e isso foi feito dentro da UTI, uma intervenção de procedimento precoce.

Todo o trabalho desenvolvido no HC no enfrentamento da pandemia de Covid-19 é, sem dúvida, um marco histórico na saúde pública do Brasil. Muitas mudanças virão a partir desse acontecimento.

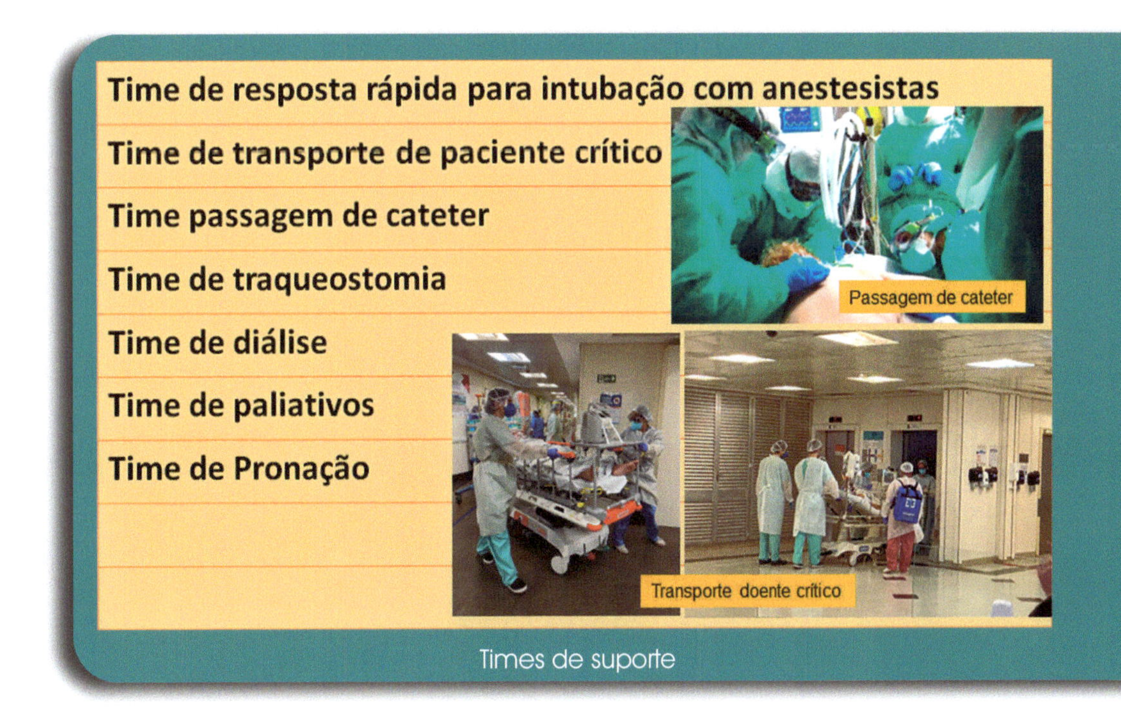
Time de resposta rápida para intubação com anestesistas
Time de transporte de paciente crítico
Time passagem de cateter
Time de traqueostomia
Time de diálise
Time de paliativos
Time de Pronação
Passagem de cateter
Transporte doente crítico

Times de suporte

[1] Órtese – aparelhos de uso provisório que permitem alinhar, corrigir ou regular uma parte do corpo.

"A pandemia foi o momento em que eu me senti mais sozinho e mais junto a todo mundo que eu conheço e que eu não conheço. Foi o momento em que tudo mudou e a gente perdeu muita gente. Hoje até brincamos, mas só quem assinou quase uma dezena de atestados de óbito em um único plantão sabe como foi. A gente sabe da gravidade do que aconteceu. Mas, apesar da tristeza, eu descobri uma coisa que eu não sabia que eu tinha: a capacidade de adaptação e superação e a ainda a de ver em outras pessoas a mesma capacidade e de todos se juntarem para fazer algo fantástico. O começo da pandemia foi o período mais vazio da minha vida. Eu divorciei, eu fiquei sozinho em casa, eu não podia ver meus pais, porque estavam isolados por causa da faixa etária. Eu lembro que uma palestra on-line do Congresso de Emergência lá por volta do começo de maio de 2020 me marcou muito. Ali, eu descobri que eu não estava sozinho combatendo a Covid-19. Porque, até então, parecia que cada um estava fazendo a sua parte, mas ninguém estava se falando e, de repente, a gente começou a se falar, a ter mais diálogo e aquela solidão toda foi passando, aquela angústia toda foi diminuindo. E hoje eu acho que a gente tem uma grande sensação de que, pelo menos, a fisiatria dentro do IC contribuiu para a melhora dos pacientes e a gente faz parte dessa história, que foi muito triste, mas ao mesmo tempo vencedora", diz Dr. Renato Silva Martins, médico fisiatra.

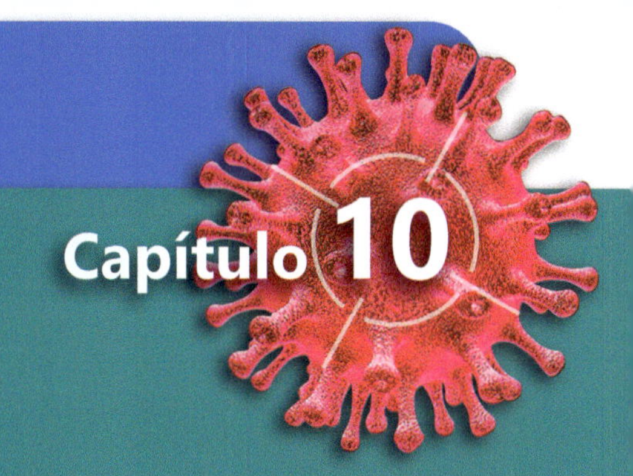

Saindo das Trevas

Paulo Hilário Nascimento Saldiva

Em um cenário de pandemia, todos os esforços e movimentos das equipes médicas são direcionados no sentido de preservar a vida, porém, nessa luta, o vencedor nem sempre é aquele para o qual torcemos e, infelizmente, a morte é inevitável. No mundo todo, o número de óbitos decorrentes de Covid-19 se fez crescente a cada mês e a necessidade de entender como a doença se manifesta no organismo humano e os caminhos de tratamento para que a sociedade pudesse respirar mais tranquila eram cada dia mais urgentes.

O corpo humano *post-mortem* é um importante elemento de estudo para chegar a essas respostas pela possibilidade de análise de órgãos e tecidos comprometidos pela enfermidade e observação de características similares entre pacientes. Mas como fazer isso quando a doença é altamente contagiosa? No caso da Covid-19, as autópsias convencionais estavam proibidas por decreto estadual durante a situação de pandemia devido ao alto risco de contaminação e disseminação do vírus.

A orientação era a aplicação junto aos familiares do questionário reduzido de Autópsia Verbal da Organização Mundial da Saúde (OMS) e relato livre validado em pesquisa financiada pelo Ministério da Saúde e realizada no Serviço de Verificação de Óbitos (SVO) da Universidade de São Paulo (USP). As respostas ajudariam a conhecer hábitos e ambiente social da pessoa e reunir indícios para a determinação final da causa do óbito, entendendo escopos comuns de manifestação da Covid-19.

No entanto, uma nova alternativa em estudo na Faculdade de Medicina da Universidade de São Paulo (FMUSP) e já testada no surto de febre amarela em 2018 poderia ser uma solução para investigação da doença sem os riscos da autópsia convencional e com mais precisão biológica do que o questionário: a autópsia minimamente invasiva.

O que é a autópsia minimamente invasiva

O médico e professor Paulo Saldiva coordena desde 2015 o grupo na FMUSP que conduz os estudos da autópsia minimamente invasiva, pavimentando o caminho para essa nova prática no Brasil.

"A autópsia ainda tem um papel para entender as causas imediatas de morte. O que não respondeu ao tratamento como se esperava. E aí a gente começou a trabalhar com o conceito de autópsia minimamente invasiva.

A abordagem seria a seguinte: ao invés de fazer uma autópsia convencional, a gente ia chegar para a família que acabara de perder um filho e dizer: nós não sabemos do que o seu filho morreu, vamos inserir uma agulha no corpo dele, retirar um fragmento e isso vai demorar 10 minutos, será uma doação de conhecimento, não uma doação de órgão, e isso vai evitar que outra família ou outra criança passe pelo mesmo. A gente queria tornar mais humano o ato de uma autópsia, mais aceitável por questões culturais", conta Paulo sobre o propósito da pesquisa.

Então, assim como se tira o sangue com uma agulha, na autópsia minimamente invasiva se tira um fragmento de um órgão e o que orienta o local da retirada é um método de imagem, sem a necessidade de abrir o corpo com um bisturi.

O procedimento alia uma bomba de injeção por contraste a um equipamento de ressonância magnética de alta potência que produz imagens de altíssima resolução. Você vê todos os órgãos, estruturas celulares e alterações bioquímicas e como aquele conjunto de elementos resultou em um problema que em última análise fez com que aquela vida acabasse. Existe uma biblioteca de espectros na qual é possível fazer a comparação das estruturas. É como ler a doença da pessoa a partir de seus órgãos, uma alternativa mais humana, mais rápida e mais barata para fazer autópsia.

Para o estudo, foi montada uma plataforma de imagem junto à Unidade de Radiologia, que tem uma ressonância de alto campo, uma tomografia e um ultrassom, que inclusive pode ser transportado. A partir daí, começou-se o espaço de pesquisa com o que tem de mais avançado na maior sala de autópsia do mundo.

Autópsias em mortos por Covid-19

Com os primeiros relatos da doença no início de 2020, o grupo de estudo da autópsia minimamente invasiva, conhecendo as características e as restrições de investigação patológica em um cenário de pandemia, usou recursos que estavam disponíveis para a pesquisa para investir em instrumentos e outros insumos, equipando ainda mais o laboratório, que poderia ser muito requisitado nesse contexto. A equipe liderada por Paulo Saldiva, que é pequena, cerca de 5 pessoas, estava a postos para atuar assim que chegassem as demandas.

No entanto, a primeira autópsia minimamente invasiva de uma pessoa vítima de Covid-19 foi fora do laboratório da FMUSP, sendo nas dependências do Instituto do Coração (InCor). Isso porque o paciente foi levado para lá antes do protocolo de atendimento no Instituto Central (IC), existe um túnel subterrâneo para remover o corpo do Hospital das Clínicas (HC) para o laboratório. Nesse caso, com o aparelho de ultrassom, que é transportável, e toda a paramentação de segurança necessária, Paulo Saldiva fez o primeiro procedimento em uma sala apropriada no InCor.

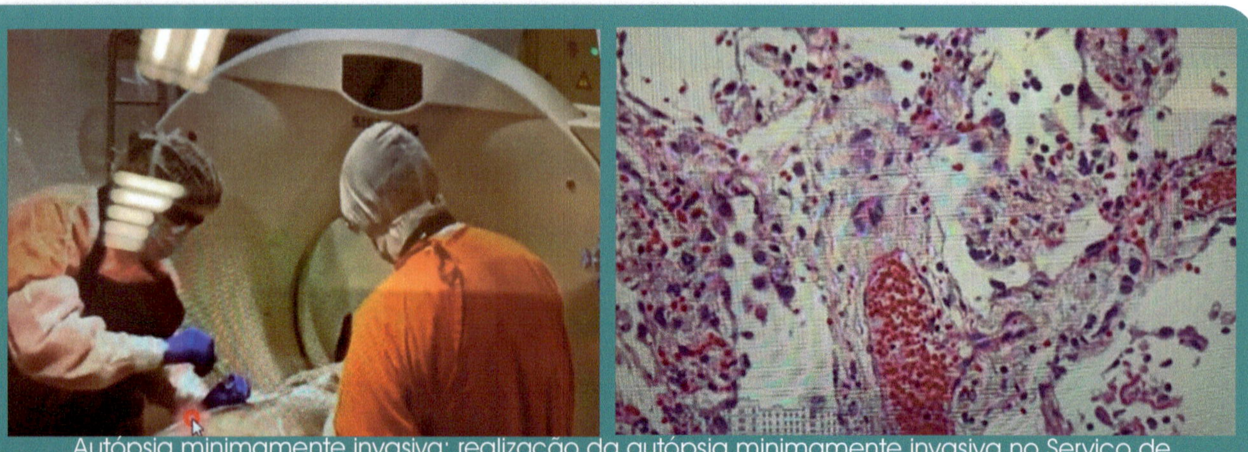

Autópsia minimamente invasiva: realização da autópsia minimamente invasiva no Serviço de Verificação de Óbitos. Biópsia guiada por tomografia computadorizada (à esquerda) e exame histopatológico evidenciando trombose vascular (à direita).

Logo no início da pandemia foram realizados cerca de 40 procedimentos, com o consentimento das famílias, criando assim um dos maiores biorrepositórios de pacientes com a Covid-19.

O método, adaptado para Covid-19, é aplicado ao corpo envolvido em um plástico e o contato, guiado pelo ultrassom, é só pela agulha de biópsia. Há ainda o exame de tomografia, realizado antes da coleta e, depois, a ressonância magnética, devido ao surgimento de alguns indícios de manifestações no sistema nervoso central dos pacientes. Os pesquisadores da FMUSP corroboram a constatação de que a morte pela Covid-19 é causada por insuficiência respiratória em função de lesões severas provocadas pelo vírus.

Os procedimentos contribuem com a necessidade de informações rápidas para o tratamento da doença durante a pandemia, além do entendimento de seu impacto a médio prazo. É sabido que o pulmão é o órgão-alvo da doença, mas na autópsia minimamente invasiva é possível um conjunto de diagnóstico com a possibilidade de estudar não somente o pulmão, mas todos os demais órgãos comprometidos ao coletar imagens e realizar o exame do tecido da biopsia.

No início, as autópsias mostraram o perfil considerado como clássico, pessoas acima de 60 anos, com comorbidades, como hipertensão, diabetes, doenças cardíacas etc. Depois, aumentou o espectro de indivíduos atingidos pela doença com pacientes mais novos. Quando o número absoluto de casos aumenta, é possível ver manifestações menos típicas e menos frequentes.

Um dos casos marcantes para a equipe foi a autópsia de uma criança de 11 anos, que morreu com insuficiência cardíaca por conta da Covid-19. Ela foi vítima da doença após ficar responsável, a pedido da mãe, pelos cuidados da tia e da avó contaminadas pelo vírus, acreditando que, por não ser um perfil clássico, poderia não adoecer. Nesse diagnóstico é possível considerar também o ambiente social.

Os estudos em andamento mostraram pouco a pouco que a doença, apesar de ser primariamente pulmonar, poderia ser considerada sistêmica, pois alguns indivíduos apresentaram manifestações renais, do sistema nervoso central, cardíacas, entre outras, que são mais raras, mas que começaram a aparecer em um número não desprezível. Dos tecidos coletados, uma parte segue para o formol para virar lâmina e aí o micro-organismo morre, e outra parte é congelada para extrair material e as amostras ficam protegidas no Instituto de Medicina Tropical (IMT).

Existem várias formas de se pensar o tratamento de uma doença como a COVID-19, os relatos que a equipe faz estudando os tecidos e tentando entender o mecanismo ou a fisiopatologia da doença, traz informações importantes para pensar nessas diferentes abordagens. A intenção é treinar um número maior de profissionais para que autópsia minimamente invasiva se expanda no Brasil e no mundo.

Vida × morte

A primeira vez que o professor Paulo Saldiva pisou no Hospital das Clínicas (HC), ele tinha 17 anos, bem no início da faculdade de medicina e, após ter acompanhado o tratamento por dois meses e ver a morte

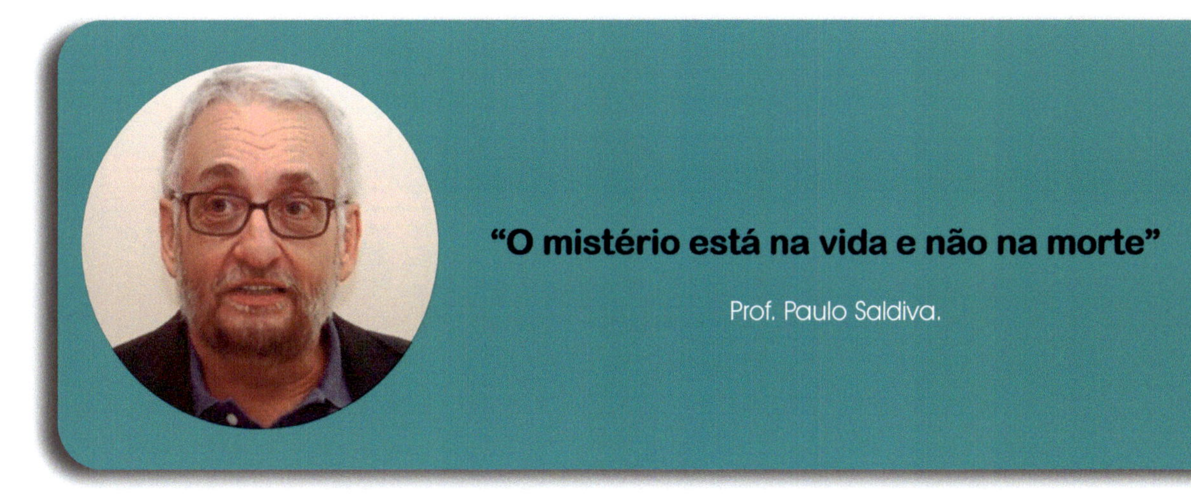
"O mistério está na vida e não na morte"
Prof. Paulo Saldiva.

de uma paciente de 23 anos por insuficiência respiratória, causada por uma doença pulmonar rara, decidiu ser patologista. Ele precisou tirar um fragmento do pulmão dela para estudo. Depois de quase cinco décadas de experiências vivenciadas na instituição e frente a uma nova doença prioritariamente pulmonar, ele viu na pandemia de Covid-19 junto ao estudo da autópsia minimamente invasiva um novo desafio para sua carreira.

"Eu vejo como um sentimento de reencontro, de finalizar uma vida acadêmica com algo que ficará para sempre. Mesmo sendo uma pessoa acima de 60 anos, me senti como um adolescente. Aquela situação de "vamos fazer" e não pensar muito. A vida me concedeu a oportunidade de conhecer nesse processo pessoas que vêm trabalhar de graça e que também não medem as consequências pra fazer aquilo que elas acham que tem que fazer. Pude conversar com muitas famílias, em alguns casos você tem a tristeza, em outros tem a tristeza misturada com o alívio. Alívio pelo que a pessoa passou e tem o alívio porque a pessoa não era grande coisa. Mas tem uma coisa que é pior, que chama indiferença. Quando a família vem pegar um corpo ou um atestado de óbito como se tivesse tirando uma identidade. E aí dá para entender o que eu aprendi nesse tempo é que eu consigo assinar um atestado de óbito, mas não consigo assinar um atestado de vida. Desconfio que tem gente que morre antes, quando ela deixa de fazer aquilo que gosta. Seja por condições econômicas ou por doença. Começa a perder aqueles vínculos afetivos. No momento que você faz aquilo que gosta, você tem um sentido para levantar no dia seguinte de manhã, você tem o prazer de usufruir cada dia. Então, aprendi que morte era parar o coração, depois de parar o cérebro, mas talvez seja antes, quando morre o significado de estar vivo. Acho que eu me senti, embora convivendo com gente morta, um reforço da experiência de viver, de que o mistério está na vida mesmo, e não na morte. Acho que foi isso que ficou para mim dessa experiência na pandemia."

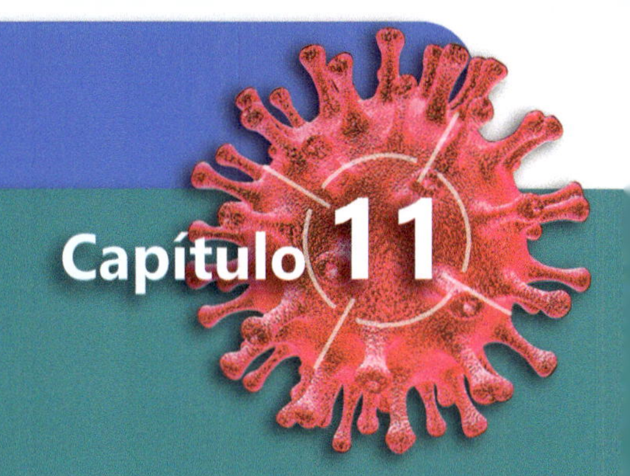

Capítulo 11

União de Forças

Aurora Rosaria Pagliara Waetge
Mariana Nutti De Almeida Cordon
Edson Shiguemi Hirata
Luciano Eduardo Maluf Patah
Maria Del Pilar Estevez Diaz
Ulysses Ribeiro Junior
Alfredo José Mansur
Orival Freitas Filho
José Guilherme Mendes Pereira Caldas
Marcio Valente Yamada Sawamura
Jorge Santos Silva
Sérgio Yoshimas Okane

Quando o Hospital das Clínicas foi inaugurado, em 1944, o edifício que tinha a forma da letra H e seguia a mais moderna arquitetura da época abrigava, em seus 11 andares, as instalações das várias especialidades médicas. Toda a assistência estava concentrada no prédio onde atualmente funciona o Instituto Central.

Porém, ao longo dos 76 anos de existência do HC, as clínicas foram deixando o local para constituir outros institutos, ampliando assim o atendimento à população. Hoje, o complexo HC ocupa uma área total de 600 mil metros quadrados, com cerca de 2.400 leitos distribuídos entre 8 institutos e 2 hospitais auxiliares.

Era um processo natural que, com a descentralização das atividades, o senso de coletividade fosse se atenuando para abrir espaço a um foco maior nas particularidades inerentes a cada instituto. Mas a pandemia do novo coronavírus trouxe de volta o sentimento de pertencimento a um único hospital.

A união de esforços e saberes que deu origem ao maior complexo hospitalar da América Latina ressurgiu para ampliar a sinergia entre as unidades. Cada uma delas deu a sua parcela de contribuição para o enfrentamento da crise. Ficou claro que era o momento de trabalhar em conjunto, de maneira mais acentuada, resgatando o verdadeiro espírito do Hospital das Clínicas.

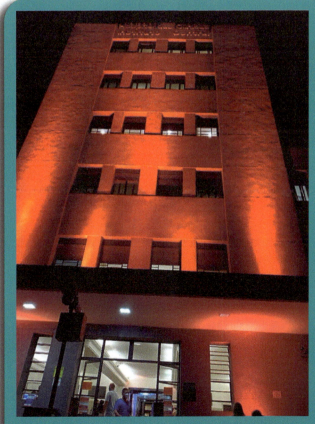

Fachada do Instituto Central do Hospital das Clinicas (ICHC) iluminada de vermelho durante a Pandemia da Covid-19.

A integração começou em fevereiro, quando lideranças dos Institutos passaram a participar de reuniões semanais organizadas pelo Comitê de Crise, com o objetivo de preparar o HC para combater uma doença que, naquele momento, ainda estava em outro continente. Desde o início, as equipes das áreas assistencial e administrativa atuaram em sintonia, viabilizando soluções para questões referentes a EPIs, insumos e equipamentos, estruturas físicas e de recursos humanos para o atendimento aos pacientes, testagem de funcionários, entre outras.

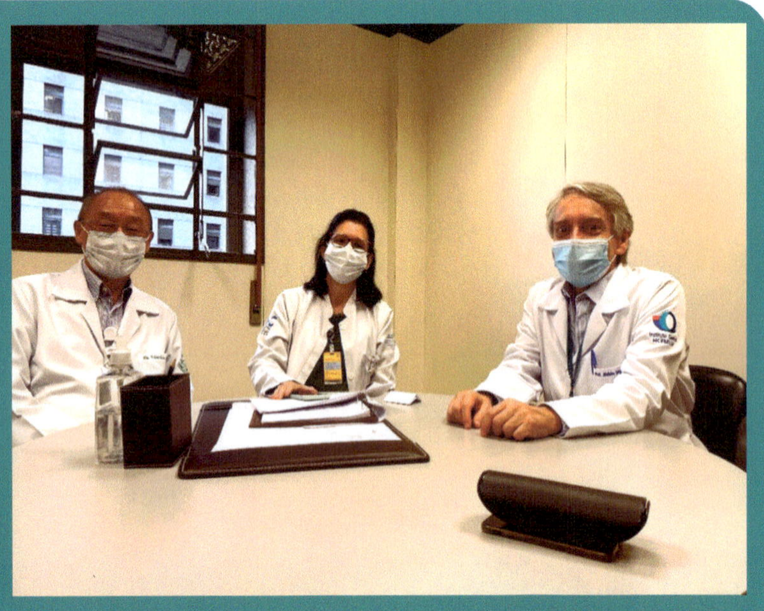

Reunião dos professores Edivaldo. Utiyama, Eloísa Bonfá e Aluísio Segurado a frente do Comitê de Crise no enfrentamento da pandemia.

Sem essa interação, seria impossível responder à grande quantidade de demandas diárias. O *slogan* "Somos todos HC e juntos somos mais fortes", criado para expressar a integração entre as unidades da instituição, foi incorporado pelos colaboradores.

Para que 900 leitos do Instituto Central pudessem ser exclusivamente reservados ao atendimento dos casos graves de Covid-19, cerca de 460 pacientes e diversas equipes multidisciplinares tiveram de ser transferidos para outras unidades do Hospital das Clínicas. Além de receber os pacientes, os Institutos também enviaram profissionais de saúde e equipamentos para ajudar no combate à doença. Esse movimento exigiu um imenso trabalho de coordenação e adaptação, tirando todos da zona de conforto.

No novo cenário de intensa sinergia, os diretores das unidades do HC tinham o desafio de conciliar o atendimento aos pacientes próprios e das especialidades vindas do Instituto Central, adequar-se às novas rotinas de segurança e tomar decisões rápidas para resolver problemas nunca enfrentados antes. Tudo isso em meio a um ambiente de grande tensão e incertezas.

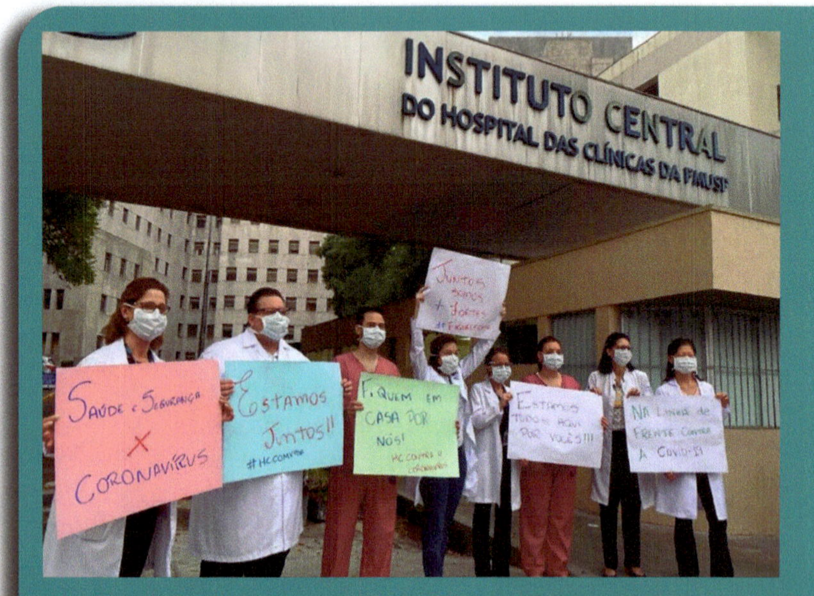

O slogan "Somos todos HC e juntos somos mais fortes", foi criado para expressar a integração entre as unidades da instituição, foi incorporado pelos colaboradores.

Uma luta de todos

A missão de atender o maior número possível de pacientes graves internados com a Covid-19 não seria cumprida com sucesso sem o engajamento dos médicos, residentes, enfermeiros, técnicos de enfermagem, fisioterapeutas, psicólogos, assistentes sociais e equipes de apoio de todo o Hospital das Clínicas. Muitos se voluntariaram para trabalhar na linha de frente, seja nas UTIs ou enfermarias do Instituto Central. Ali,

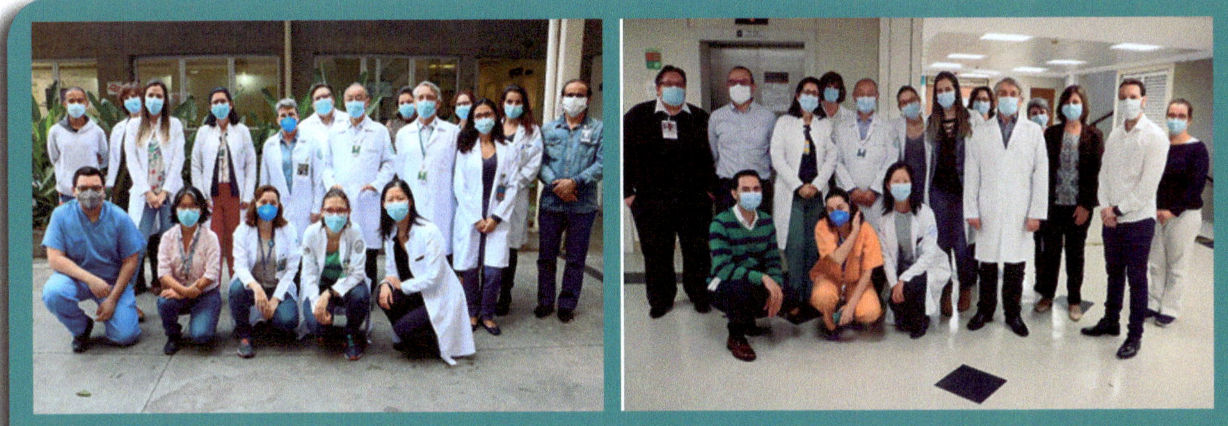

Equipe multidisciplinar durante a pandemia. Colaboradores, médicos, enfermagem, fisioterapia, administrativo, terapia intensiva unidos na luta contra a Covid-19.

profissionais de diferentes especialidades, que antes atuavam em áreas que nem sempre interagiam, uniram esforços para juntos vencer a mesma doença.

Os colaboradores tiveram de superar o medo da contaminação para se dedicar ao cuidado com os pacientes, um receio que atingiu não apenas os que cumpriam suas jornadas no Instituto Central, mas profissionais de todas as unidades. O Hospital das Clínicas definiu uma diretriz única, com regras de proteção que passaram a ser adotadas pela instituição em geral.

Assim como aconteceu com a assistência, no ensino e na pesquisa também houve uma maior interação. No Instituto Central, as enfermarias contaram com o reforço de equipes mistas, compostas por especialistas de diferentes áreas. Residentes de ortopedia, psiquiatria, infectologia, pediatria, por exemplo, trabalharam lado a lado, em um valioso intercâmbio de conhecimentos. A aglutinação de vários grupos em pesquisas relacionadas ao novo coronavírus expandiu o número de projetos conjuntos, um processo que deve prosseguir em futuros estudos científicos.

Na terrível pandemia que assolou o mundo, poucas cidades conseguiram oferecer, em um único lugar, tantos leitos para acolher pacientes com a Covid-19 quanto o Hospital das Clínicas de São Paulo. Em tempo recorde, o complexo se mobilizou para que o Instituto Central pudesse disponibilizar 900 leitos para receber casos graves. Mais de 10 mil pessoas foram tratadas, ao mesmo tempo em que era mantida a assistência aos pacientes dos outros institutos dentro da excelência que caracteriza o atendimento. Dessa experiência de integração emerge uma instituição fortalecida e mais unida. Um Hospital das Clínicas único – e ainda melhor.

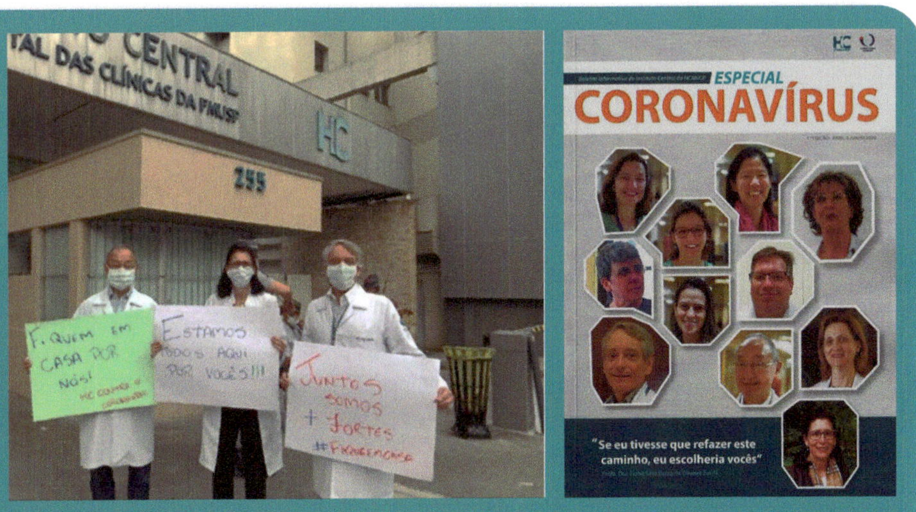
CENTRAL
DAS CLÍNICAS DA FMUSP
HC
255
Estamos todos aqui por vocês!!!
Juntos somos + fortes
ESPECIAL
CORONAVÍRUS
"Se eu tivesse que refazer este caminho, eu escolheria vocês"

Edição especial do Boletim ICHC, em que a Prof. Eloísa Bonfá reconhece e agradece a todos os colaboradores.

Todos os institutos que compõem o complexo do Hospital das Clínicas passaram por grandes transformações em sua rotina para se adaptar à nova realidade imposta pela pandemia. A cada momento, surgia uma situação diferente. O aprendizado era constante e a resposta para os problemas precisava ser rápida – foram meses em que não houve um dia sequer igual ao outro.

O isolamento do Instituto Central foi fundamental para a redução do contágio e para o protagonismo do complexo HC-FMUSP na assistência da pandemia da Covid-19. Permitiu em primeiro lugar que os outros 7 Institutos, que foram denominados de baixa exposição, conseguissem atender outras doenças que continuaram existindo durante a pandemia. Como exemplo, mencionamos os doentes que necessitaram de transplantes de órgãos, com infarto do coração, acidente vascular cerebral, traumas, neoplasias, infecção, etc. Possibilitou que os funcionários com alto risco para Covid-19 grave fossem deslocados para estes locais e trabalhassem com mais segurança. Por outro lado, o atendimento dentro de uma única unidade foi fundamental para a uniformidade das capacitações e condutas, facilitou a logística de manutenção e distribuição de equipamentos, materiais e exames. A base de dados de pesquisa criada, também só possível, pela concentração de pacientes no mesmo local e resultou em número expressivo de publicações que contribuíram muito para o entendimento da doença e seu tratamento. E por fim, a visibilidade deste Instituto foi um fator importante para sensibilizar a população que nos acolheu de forma excepcional durante a pandemia.

Instituto do Coração (InCor)

Hospital de alta complexidade, especializado em cardiologia, pneumologia e cirurgias cardíaca e torácica, o Instituto do Coração (InCor) assumiu, durante os meses de pico da pandemia, os principais atendimentos de urgência e emergência do Instituto Central.

O serviço de transplante de órgãos, bem como a neurocirurgia e a cirurgia geral e do trauma migraram para o prédio do InCor, com suas respectivas equipes médicas, de enfermagem e multiprofissionais. Ao mesmo tempo, a UTI respiratória do Hospital das Clínicas, que funciona no InCor, mudou-se para o IC, com equipe médica, enfermagem, fisioterapeutas, camas, ventiladores e monitores.

O desafio do InCor foi conciliar o atendimento aos pacientes dos dois hospitais, acomodando pessoal e equipamentos em um espaço físico menor, quando comparado ao Instituto Central. Como aconteceu em muitos países do mundo, nas primeiras semanas da quarentena houve uma redução do movimento no setor de emergência de doenças cardíacas – com medo de se contaminar, as pessoas evitavam procurar o hospital. Porém, logo a demanda foi retomada e o InCor precisou se mobilizar para prestar assistência a todos, dos casos de emergência às cirurgias eletivas.

As interações médicas nos cuidados do paciente, que fazem parte da rotina da profissão, se intensificaram com várias equipes altamente especializadas atuando no mesmo ambiente. Para garantir que o atendimento transcorresse da forma mais tranquila possível, as lideranças do InCor dedicaram tempo para ouvir as necessidades dos colegas, adaptando não apenas os espaços, mas também reorganizando fluxos e processos.

A transformação no dia a dia do InCor com a alocação de múltiplas equipes trouxe aprendizados e um forte sentimento de dever cumprido, resultado da união dos institutos que formam o complexo do Hospital das Clínicas. "Nos empenhamos para responder às necessidades dos pacientes da melhor maneira. É um esforço conjunto que mobiliza médicos, enfermeiros e equipes de apoio", afirma Alfredo Mansur, diretor de corpo clínico do Instituto do Coração.

Instituto da Criança e do Adolescente (ICr)

O Instituto da Criança e do Adolescente (ICr) atende doenças crônicas, graves e complexas. Por isso, a pandemia trouxe aos profissionais um receio adicional: não poder estar ao lado de seus pacientes que testaram positivo para o novo coronavírus, já que eles ficariam internados fora dos prédios do ICr. Assim, vários profissionais do ICr se voluntariaram para atuar no Instituto Central e para lá seguiram os médicos assistentes, residentes, enfermeiros, técnicos, fisioterapeutas e diversos equipamentos, prestando serviços junto ao Plantão Controlador e nas enfermarias/UTIs de Covid.

O ICr criou um subcomitê de crise multidisciplinar, com encontros diários e ações coordenadas com as lideranças. Novos fluxos e processos tiveram de ser implantados, sempre contando com o respaldo das comissões de controle de infecção hospitalar. Uma das providências de maior impacto foi a retirada do Centro de Tratamento Intensivo Neonatal, que funciona alocado no Instituto Central. Bebês, mães, incubadoras, médicos e equipes administrativas e de enfermagem foram para o Hospital Universitário da USP.

Mesmo com a equipe reduzida, o ICr manteve o atendimento com a mesma demanda pré-pandemia, uma vez que o número de internações não diminuiu, mantendo a assistência no Instituto de Tratamento do Câncer Infantil (ITACI), no prédio do ICr, no Berçário do HU e ampliando para os cuidados aos bebês recém-nascidos de mães com coronavírus, no Prédio Central do HC. Além disso, recebeu as enfermarias de neuropediatria e urologia infantil, vindas do Instituto Central.

Para atender os casos suspeitos de crianças com Covid-19, o ICr reservou áreas próprias tanto no ambulatório de especialidades quanto no pronto-socorro. Com isso, foi necessário separar os espaços das copas para lanches, os vestiários e até os uniformes, além de adotar um novo fluxo de entrada dos colaboradores. Todos os funcionários passaram por treinamento.

No ambulatório, havia pacientes que não podiam esperar dois ou três meses para iniciar o tratamento. Os médicos fizeram então uma força-tarefa para reagendar por telefone, pessoalmente, e dirigir os atendimentos. A telemedicina foi adotada pelo pronto-socorro, que inaugurou um serviço de consulta por aplicativo de videochamada para esclarecer exclusivamente as dúvidas dos pacientes acompanhados no ambulatório do ICr sobre a Covid-19. Vários artigos científicos foram publicados em revistas de impacto e inúmeros Projetos de Pesquisa foram iniciados, produzindo e compartilhando conhecimento científico.

Feriados, fins de semana e férias ficaram em segundo plano. Os profissionais de saúde enfrentaram o temor do contágio e transmissão do vírus para a família, mas não desistiram. "Exercemos todos os dias a solidariedade, paciência e compaixão. O trabalho em equipe teve uma importância maior do que nunca", diz Aurora Pagliara Waetge, diretora de corpo clínico do Instituto da Criança e do Adolescente.

Instituto do Câncer (ICESP)

Desde o início da pandemia, os profissionais de saúde do Instituto do Câncer (ICESP) se viram diante de dois grandes desafios: dar continuidade, com toda segurança, ao tratamento oncológico oferecido aos pacientes e manter a assistência humanizada, um dos princípios fundamentais do hospital.

Estudos indicam que os pacientes com câncer sofrem complicações e apresentam um índice de mortalidade maior ao contrair a Covid-19, mas as radioterapias, quimioterapias e cirurgias para retirada de tumores não podiam ser adiadas por muito tempo. Assim, uma das primeiras iniciativas do ICESP foi mobilizar seu comitê de agravos, grupo multidisciplinar que trabalhou em sincronia com o Comitê de Crise do Hospital das Clínicas para o desenvolvimento das ações a serem adotadas no atendimento aos pacientes.

Entre elas estava a transferência dos casos confirmados de Covid-19 para o Instituto Central. Junto com os pacientes oncológicos que testaram positivo para o novo coronavírus foram médicos, equipes de enfermagem e fisioterapeutas para reforçar o time de colaboradores na linha de frente da pandemia. O ICESP ainda enviou equipamentos, como respiradores e bombas de infusão. Em contrapartida, recebeu pacientes de urologia, ginecologia e gastroenterologia – só na área cirúrgica, disponibilizou 58 leitos.

Por conta do novo cenário, um plano de contingenciamento foi colocado em prática. As cirurgias dos tumores menos agressivos puderam ser remarcadas, mas houve a necessidade de fazer ajustes para seguir atendendo os casos urgentes. "Apesar da redução de 14 para 8 salas operatórias, o ICESP realizou uma média de 450 procedimentos mensais, e manteve cerca de 74% do atendimento cirúrgico oncológico", explica Ulysses Ribeiro Jr, vice-Diretor de corpo clínico do Instituto do Câncer.

Para diminuir ao máximo a possibilidade de transmissão dentro da unidade, foram adotados vários processos – triagem mais rigorosa de pacientes e acompanhantes, criação de um ambulatório para os casos suspeitos, definição de regras para uso dos espaços públicos e separação de áreas na enfermaria e UTIs. Estabeleceu-se, ainda, um procedimento de segregação de máquinas para garantir as sessões de radioterapia dos doentes que receberam a confirmação de Covid-19 em meio ao tratamento. Até o caminho feito por eles era diferente dos demais pacientes.

A telemedicina foi implantada com o objetivo de reduzir a circulação de pessoas dentro do hospital. Além disso, todas as rotinas de humanização tiveram de ser repensadas, como por exemplo desestimular as visitas aos internados, interromper atividades presenciais, rever processos relacionados ao óbito e luto. "O paciente com câncer já enfrenta o desafio de conviver com a doença e agora passou a ter o receio de contrair a Covid-19. Nós temos uma responsabilidade enorme de manter o atendimento humanizado, mesmo com a distanciamento que a pandemia nos impôs", considera Maria Del Pilar Estevez Diz, diretora de corpo clínico do Instituto do Câncer.

Instituto de Radiologia (InRad)

De um dia para o outro, a equipe do Instituto de Radiologia (InRad) viu a demanda por seus serviços de diagnóstico e terapia por imagem aumentar consideravelmente. Isso aconteceu devido à ampliação de 75 para 300 leitos de UTI no Instituto Central. O volume de trabalho quadruplicou, exigindo alterações na estrutura de funcionamento e remanejamento de pessoal.

O InRad presta serviço a todos os institutos do complexo do Hospital das Clínicas. Uma demanda que, em situações normais, isto é, sem pandemia, representa cerca de 6 mil exames por semana. São desde exames agendados para pacientes que passam por consultas nos ambulatórios até procedimentos de urgência e emergência.

Ainda que algumas unidades tenham os seus próprios setores de radiologia, como é o caso dos Instituto do Coração (InCor) e Instituto de Ortopedia e Traumatologia (IOT), cabe ao InRad atender os pacientes internados na emergência do Instituto Central. No novo contexto de crise devido ao coronavírus, foi preciso efetuar uma grande sinergia entre o InRad e os demais institutos, promovendo uma reestruturação para levar técnicos, médicos e aparelhos de raio-X, ultrassom e tomografias para outros prédios. Dessa forma, se pôde dar continuidade ao atendimento dos pacientes graves, que antes estavam no Instituto Central.

Além disso, entre as atividades do InRad está a realização de procedimentos de radiologia intervencionista. Essa área requereu cuidados redobrados durante a pandemia: a radiologia intervencionista envolve cirurgias pouco invasivas, mas no caso de pacientes acometidos de outras doenças e infectados com a Covid-19, o tratamento podia representar um risco adicional de contaminação para os profissionais envolvidos.

"O InRad teve que se reinventar. Dedicamos aparelhos e setores inteiros somente para atender pacientes com Covid-19, ao mesmo tempo que continuávamos com os atendimentos às demais doenças", conta José Guilherme Mendes Pereira Caldas, diretor de corpo clínico do InRad.

Instituto de Psiquiatria (IPq)

Com a redução dos atendimentos ambulatoriais durante o período mais crítico da pandemia, uma das grandes preocupações das equipes do Instituto de Psiquiatria (IPq) foi a possibilidade de descompensação dos pacientes em tratamento psiquiátrico. Para evitar isso, muitos profissionais tomaram a iniciativa de ligar para os pacientes – e também disponibilizar o número de seu celular – para monitorar o estado deles a cada 15 ou 20 dias. Se percebessem que havia necessidade, as consultas eram reagendadas.

Os médicos e psicólogos receberam muitas ligações noturnas e nos fins de semana, mas felizmente o IPq não registrou casos de descompensação de pacientes do ambulatório. Além disso, o instituto passou a adotar a telemedicina em substituição às consultas e sessões de psicoterapia presenciais – o atendimento por vídeo, a distância, é uma técnica que começou a ser implantada com a pandemia e será mantida daqui para frente.

O IPq recebeu pacientes e equipes da neurologia e neurocirurgia transferidos do Instituto Central, adaptando-se para acomodar também toda aparelhagem clínica usada nessas especialidades, algo que não faz parte da rotina da psiquiatria. Paralelamente, o IPq montou, dentro do Instituto Central, uma enfermaria para atender os pacientes internados para tratamento psiquiátrico que estivessem infectados ou com suspeita de Covid-19, deslocando para isso residentes, assistentes, equipes de enfermagem e psicólogos. Também foi organizado um grupo para realizar interconsultas, prestando assistência psiquiátrica aos pacientes em sua luta contra o novo coronavírus.

Arranjos foram feitos nas dependências do IPq, incluindo mudanças no fluxo para uma triagem antes da internação de pacientes. Enquanto os casos suspeitos eram encaminhados para o Instituto Central, os demais ficavam em uma enfermaria de observação durante 10 dias, para que os médicos pudessem se certificar de que o paciente não iria desenvolver sintomas gripais. Só depois disso, ele poderia ser internado em uma das unidades especializadas do Instituto de Psiquiatria.

Durante a pandemia, houve um grande envolvimento do IPq no projeto COMVC-19, iniciativa conjunta de vários departamentos do HC para prestar suporte psicológico e psiquiátrico aos colaboradores do complexo. "Atuamos não apenas no atendimento aos pacientes, mas também em intervenções para prevenir transtorno mental nos profissionais de saúde, uma vez que o nível de stress era muito alto", explica Edson Hirata, diretor de corpo clínico do Instituto de Psiquiatria.

Outra ação importante do Instituto de Psiquiatria teve como foco a saúde mental dos colaboradores do IPq. O Conselho Diretor, sob coordenação do Prof. Dr. Wagner Gattaz, instituiu em abril de 2020 o Programa de Cuidados da Saúde Mental dos Colaboradores do IPq frente à Covid-19, um braço do Programa de Atendimento Psicológico aos Funcionários, que já funciona desde 2015.

A iniciativa teve como objetivo intensificar a atenção à saúde mental dos colaboradores do Instituto, estendendo esse benefício também aos profissionais terceirizados e aos voluntários do IPq. Por meio desse programa são oferecidos atendimento psicológico breve focal e individualizado aos colaboradores que apresentarem demandas de cuidados; encaminhamento para atendimento clínico-psiquiátrico adicional, caso necessário, e também orientação psicoeducacional às equipes.

Instituto de Ortopedia e Traumatologia (IOT)

A rotina do Instituto de Ortopedia e Traumatologia (IOT) foi profundamente alterada durante os meses de pico da pandemia do novo coronavírus em São Paulo. O hospital teve de se adaptar rapidamente para receber pacientes, médicos, enfermeiros, fisioterapeutas e equipes de apoio das cerca de 10 diferentes clínicas que saíram do Instituto Central para o IOT.

Não foi um trabalho fácil: aproximadamente 60% dos leitos passaram a ser ocupados por outras especialidades, cada qual com suas particularidades, o que trouxe muitas mudanças ao dia a dia do IOT. Com apenas 40% dos leitos de internação para pacientes da ortopedia, houve a necessidade de suspender as cirurgias eletivas nos meses de maior intensidade da crise. Apesar de manter as intervenções de urgência e emergência, nesse período o movimento cirúrgico caiu pela metade.

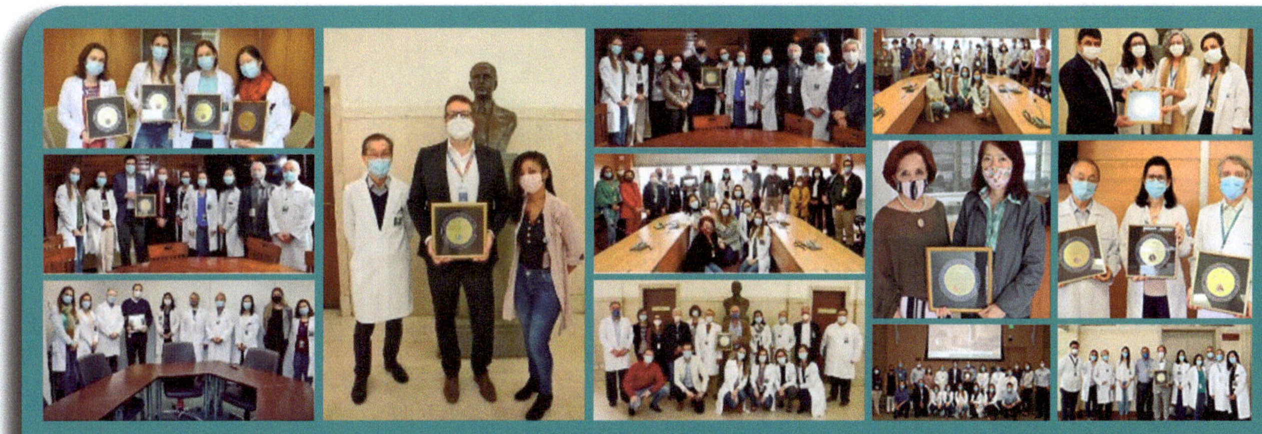

Comitê de Crise liderada pela Prof. Eloísa Bonfá reconhece e agradece a todos os Institutos do Complexo HCFMUSP.

Todas as consultas ambulatoriais tiveram de ser reagendadas, com o objetivo de respeitar as regras de distanciamento e diminuir a circulação de pessoas dentro do instituto. Apenas os casos mais urgentes foram atendidos, reduzindo o número de consultas em 80%. Em um momento inicial, houve a preocupação com a receptividade dos pacientes diante de uma ligação telefônica para adiar o atendimento. Mas a maioria deles entendeu e se sentiu segura em seguir as orientações médicas e aguardar um novo contato.

Um dos desafios foi preservar colaboradores e pacientes do risco de contaminação pelo coronavírus. Isso demandou um esforço muito grande de todas as equipes da subcomissão de infecção hospitalar do IOT – a baixa taxa de casos dentro da unidade representou uma grande vitória.

"Durante a pandemia, além de supervisionar a ortopedia, passamos a acompanhar e resolver questões relativas às diversas clínicas que vieram para o nosso instituto. Fizemos uma série de adaptações nas rotinas, otimizamos recursos e assim pudemos receber bem os pacientes e a equipe multiprofissional", diz Jorge dos Santos Silva, diretor de corpo clínico do Instituto de Ortopedia e Traumatologia.

O milagre da vida

Um bebê nascido no domingo de Páscoa de 2020 simboliza a grandeza da união de forças das equipes do Hospital das Clínicas. Na noite de 12 de abril, a menina Eliza Vitória veio ao mundo em uma cesárea de emergência, realizada em plena UTI do Instituto Central. A mãe, Maira Rodrigues de Melo, chegou ao hospital poucas horas antes em estado grave, intubada devido a complicações da Covid-19 (checar autorização para identificar paciente).

Após estabilização do quadro clínico da mãe, a equipe médica da UTI, obstetrícia e pediatria decidiu realizar o parto no próprio leito da unidade de terapia intensiva. A decisão foi tomada porque seria muito arriscado transferir Maira para um centro cirúrgico, em outra ala do hospital.

Rapidamente todos se mobilizaram para ajudar. Em cerca de 20 minutos, a enfermagem transformou o boxe de UTI em sala de parto e providenciou os instrumentos cirúrgicos. A paciente ao lado começou a rezar alto pedindo para Deus salvar a mãe e a criança e iluminar os médicos. Apesar da emoção e da situação dramática, o parto transcorreu sem nenhuma complicação – uma equipe de obstetras estava de plantão no Instituto Central para cuidar exclusivamente das pacientes grávidas contaminadas com o novo coronavírus. A pediatra fez o primeiro atendimento ali mesmo e na sequência, Eliza Vitória, que nasceu prematura de 31 semanas, foi levada à UTI neonatal.

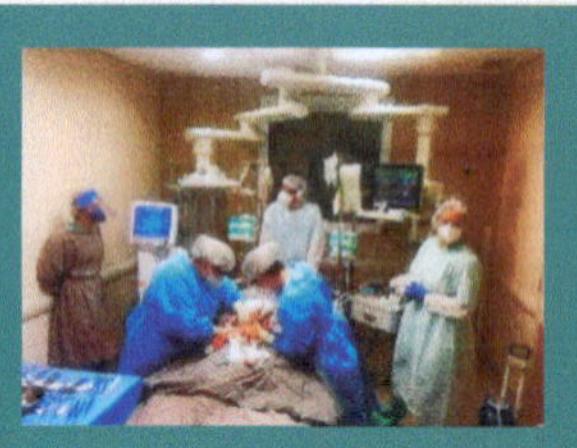

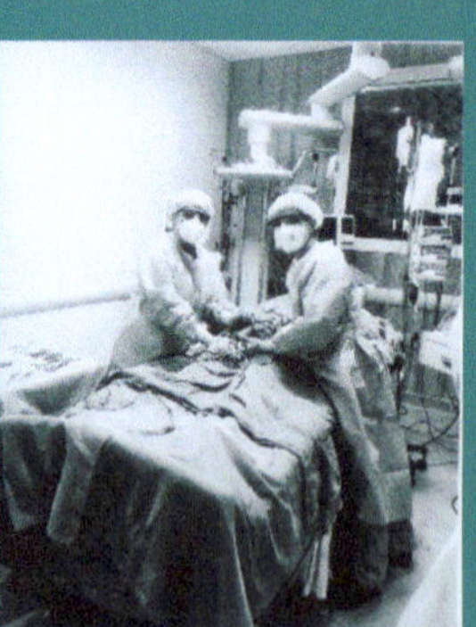

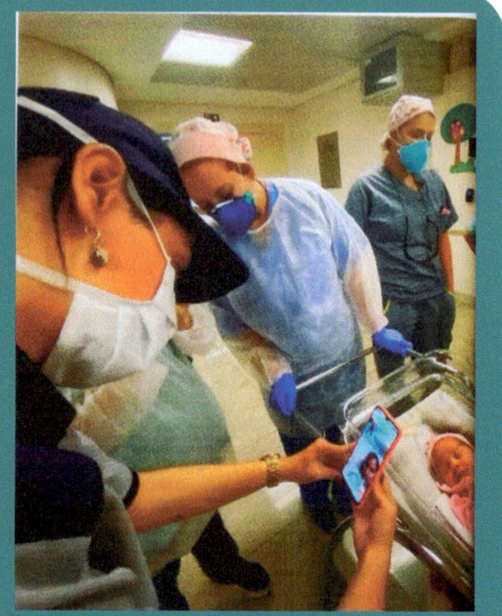

A menina teve alta 39 dias depois, mas Maira ainda permaneceu internada, se recuperando da Covid-19. Com a dedicação e o empenho dos profissionais de saúde do HC, após pouco mais de dois meses mãe e filha finalmente puderam se reunir em casa, iniciando uma nova vida com a família completa.

O Milagre da Vida: no domingo de Páscoa de 2020, simboliza a grandeza da união de forças das equipes. Na noite de 12 de abril, nasceu uma menina de uma cesárea de emergência, realizada em plena UTI do ICHC.

Capítulo 12

O Desafio da Comunicação

Eloisa Silva Dutra de Oliveira Bonfa
Aluisio Augusto Cotrim Segurado
Edivaldo Massazo Utiyama
Victor Luiz da Silva Ramos

O Hospital das Clínicas da Faculdade de Medicina da Universidade de São Paulo sempre foi referência nos temas relacionados à saúde, não apenas em nível municipal e estadual, como também nacional. Não seria diferente com o surto da Covid-19. Diante do surgimento de uma doença desconhecida e antes mesmo da chegada de casos do novo coronavírus no Brasil, o HC se tornou uma fonte de informação segura e confiável sobre o que se sabia até aquele momento a respeito da patologia. Em meio a notícias contraditórias, incompletas e *fake news* que se espalharam durante a pandemia, o HC desempenhou, junto à sociedade, um papel de esclarecimento, tanto do ponto de vista médico quanto científico.

Sempre houve uma preocupação, por parte da direção do HC, de coordenar as informações divulgadas aos colaboradores e ao público externo do hospital. Isso porque, por atrair grande atenção da imprensa, assuntos comunicados internamente logo chegam ao conhecimento geral. Mas, no caso específico do anúncio do isolamento do Instituto Central para o tratamento exclusivo de pacientes infectados com o novo coronavírus, a ordem se inverteu e todos receberam a notícia ao mesmo tempo.

O plano de desastre havia sido acionado no final de janeiro de 2020 com o objetivo de preparar o maior complexo de saúde da América Latina para enfrentar a Covid-19. O comitê de crise começou a trabalhar intensamente, mas como acontece desde que o grupo foi criado em 2012, com a ideia inicial de que cada Instituto teria sua área para atendimento da Covid-19.

A proposta de isolar os 12 andares do Instituto Central para atender os casos graves de Covid-19 estava sendo analisada pela direção do Hospital das Clínicas e a ideia era discuti-la com as lideranças de todas as unidades e, se aprovada, comunicar a decisão aos colaboradores. A visita do governador para inaugurar 75 leitos de UTI no domingo 22 de março de 2020 terminou com uma *live* em que ele anunciou esta proposta ainda muito preliminar e pegou todos de surpresa.

Os professores ficaram muito apreensivos, pois não tinham dado autorização para esta operação gigantesca e nem existia um plano delineado. Os dias que se seguiram foram de muita atividade para colocar o plano em prática e comunicar o processo a todos os 21 mil funcionários do HC. Tudo precisava ser feito de maneira articulada: não se podia anunciar à imprensa medidas que o público interno do hospital desconhecesse, ao mesmo tempo em que era necessário evitar que as informações vazassem à mídia por fontes não-oficiais.

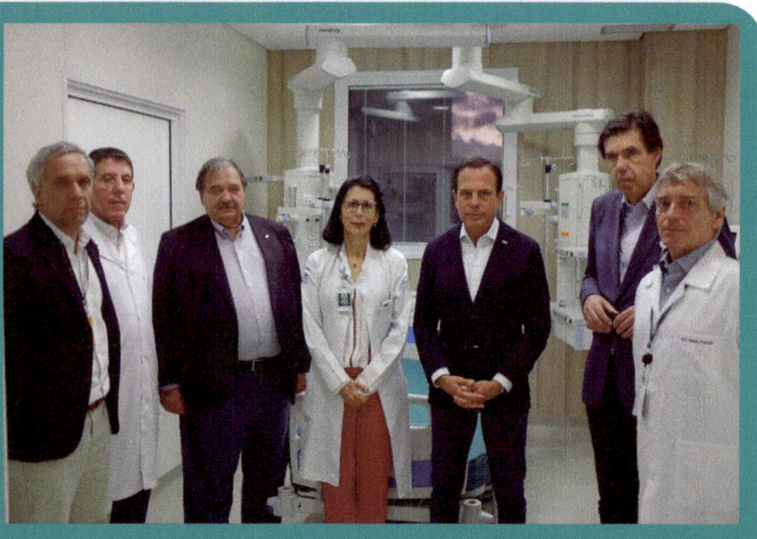

No domingo dia 22 de março de 2020, o Governador João Dória após visita na UTI do 11° andar fez uma live divulgando que o ICHC seria o Instituto dedicado exclusivamente ao combate a pandemia.

Coletiva de imprensa no jardim

Logo na segunda-feira, dia 23 de março, a equipe da assessoria de comunicação do Hospital das Clínicas convocou uma coletiva de imprensa para detalhar o que havia sido anunciado na véspera pelo governador João Doria. Desde o início da manhã, já se amontoavam pedidos de entrevistas dos principais jornais, revistas, portais de notícias, emissoras de TV e rádio.

O espaço escolhido para a realização da coletiva foi o jardim da Faculdade de Medicina da Universidade de São Paulo, ao lado do Hospital das Clínicas. Dirigentes da instituição ocuparam assentos em uma grande mesa ao ar livre, diante de dezenas de jornalistas e cinegrafistas que fizeram uma ampla cobertura da operação emergencial do HC. “O marco da comunicação externa no combate à Covid-19 aconteceu naquele momento”, explica Aluísio Cotrim Segurado, diretor da Divisão de Moléstias Infecciosas e Parasitárias e presidente do Instituto Central do Hospital das Clínicas. “Foi quando o HC se apresentou oficialmente à sociedade para assumir a responsabilidade de dar uma resposta firme e audaciosa à grave situação que estava por vir”.

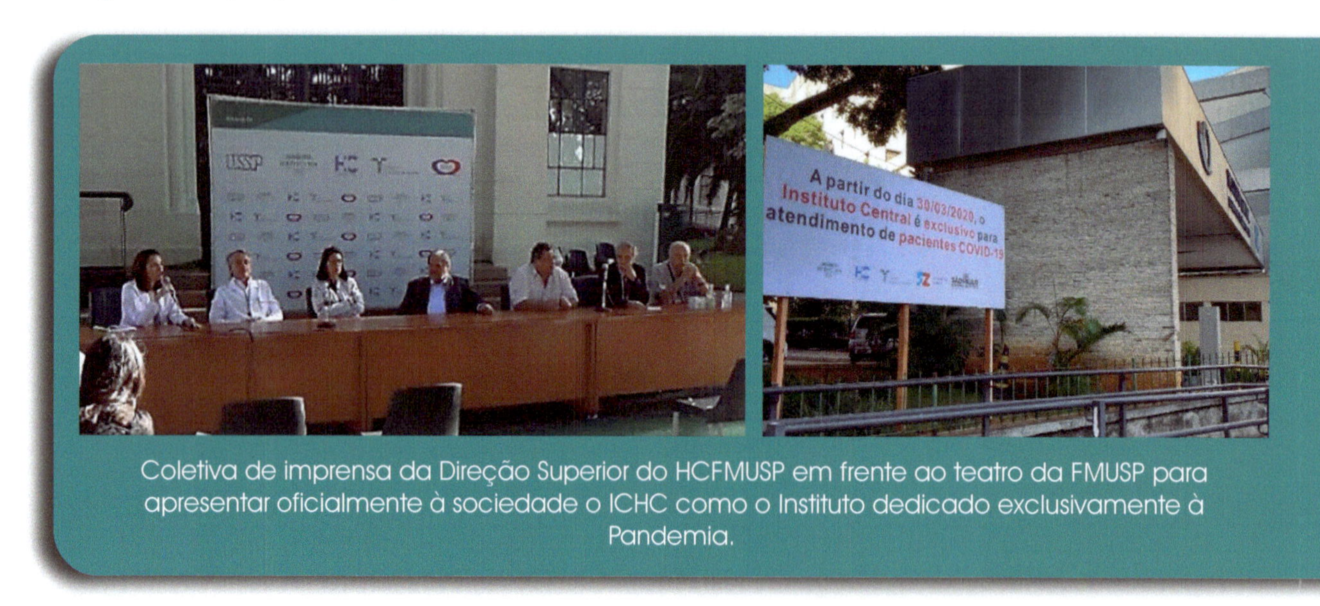
A partir do dia 30/03/2020, o
Instituto Central é exclusivo para
atendimento de pacientes COVID-19

Coletiva de imprensa da Direção Superior do HCFMUSP em frente ao teatro da FMUSP para apresentar oficialmente à sociedade o ICHC como o Instituto dedicado exclusivamente à Pandemia.

O governo do Estado de São Paulo já vinha promovendo entrevistas coletivas diárias no Palácio dos Bandeirantes desde meados de março para tratar de assuntos referentes ao combate ao novo coronavírus. Essas reuniões ocorriam sempre ao meio-dia e cabia ao HC encaminhar antecipadamente à Secretaria da Saúde informações que seriam anunciadas à imprensa. Em um cenário de tantas incertezas, em que algumas decisões podiam mudar em questão de horas, era necessário que a mensagem estivesse alinhada e houvesse uma coordenação na divulgação dos dados. Para evitar desencontros, a atualização das informações transmitidas à

Secretaria da Saúde pela manhã era feita a partir das 3 horas da tarde, quando também poderiam ser compartilhadas com os colaboradores.

Outro cuidado adotado pelo HC foi designar um grupo restrito de porta-vozes para falar sobre o enfrentamento à Covid-19, garantindo um discurso institucional homogêneo. Em um complexo hospitalar que reúne tantos profissionais de destaque em suas áreas de atuação, é comum que eles sejam procurados pela imprensa como fonte de informação. Dessa forma, o hospital não poderia correr o risco de que houvesse dissonância gerada pela observação pessoal de algum profissional em relação ao posicionamento oficial da instituição.

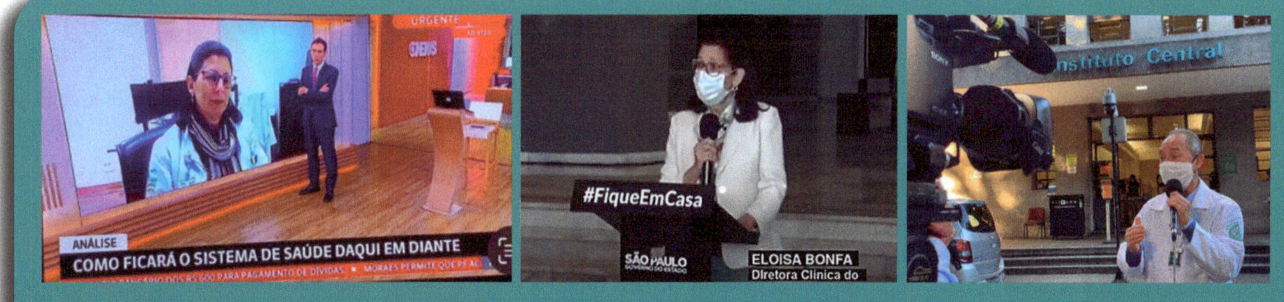

O Comitê de Crise designou a um grupo restrito para serem os porta-vozes para falar sobre o enfrentamento à Covid-19, garantindo um discurso homogêneo institucional.

A demanda dos meios de comunicação manteve a assessoria de imprensa do HC bastante atarefada durante a pandemia. Assim como os profissionais de saúde, os membros da equipe de comunicação passaram a dar plantão – havia sempre alguém a postos para assegurar o atendimento à imprensa 24 horas, 7 dias na semana. Parte da equipe transferiu-se para uma sala no prédio do Instituto Central, uma vez que o fluxo de informações era muito dinâmico e a proximidade agilizava o trabalho. Nos seis primeiros meses da pandemia, foram produzidas cerca de 3.340 reportagens como resultado de uma média de 10 atendimentos por dia. Entre elas, histórias comoventes, que trouxeram esperança em meio a tanta adversidade, como o parto realizado em plena UTI do Instituto Central e a milésima alta de paciente.

Porém, para apurar essas e outras histórias, nenhum jornalista ou cinegrafista pôde entrar no IC, uma decisão tomada pela direção do Hospital das Clínicas para preservar a saúde dos profissionais da imprensa. A saída para mostrar à população avanços importantes no enfrentamento à doença e também os bastidores da batalha foi recorrer a fotos e vídeos produzidos por Stela Murgel, Assessora de Imprensa do Instituto de Ortopedia e Traumatologia, que teve o acesso liberado às enfermarias e UTIs do Instituto Central para produzir o material.

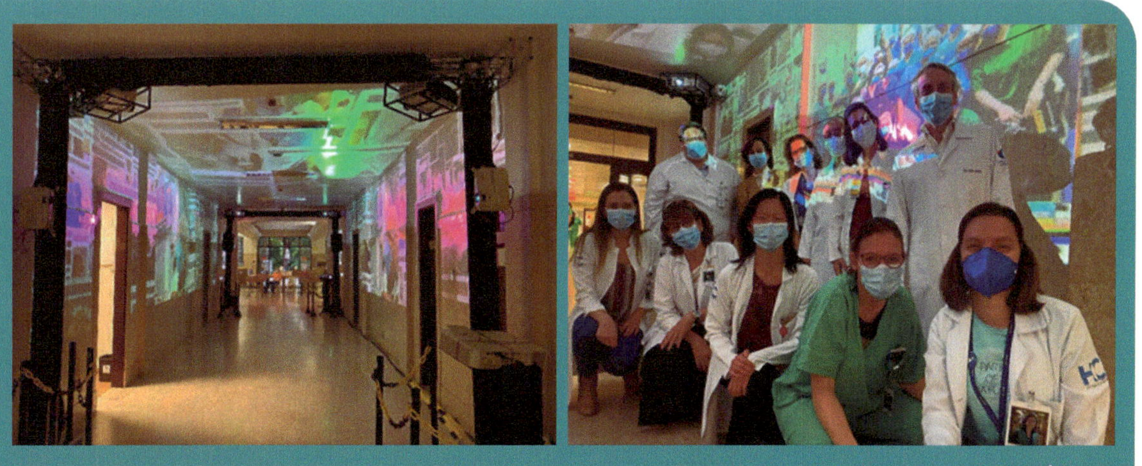

Fotografia da Sra Stela Murgel, Assessora de Imprensa do Instituto de Ortopedia, Comitê de Crise na entrada do ICHC.

Esta pandemia que ocorreu dentro dos muros dos hospitais gerou muita insegurança e acabou reduzindo a sensibilização da população para a gravidade dos casos que estavam sendo atendidos. A comunicação por profissionais capacitados que estavam focados na assistência e prejudicou muito a compreensão e acabou permitindo que as *fake news* se propagassem com poucas vozes da ciência se manifestando regularmente.

Leitura das emoções pela expressão dos olhos

Em abril de 2020, quando ficou decidido que os colaboradores com mais de 60 anos deveriam trabalhar em home office por fazer parte do grupo de risco, muitos professores titulares e chefes de serviço do HC passaram a acompanhar os acontecimentos a distância. Para eles, que estavam afastados do dia a dia da pandemia, determinadas decisões do comitê de crise e da diretoria pareciam exageradas. Além disso, era um período em que havia muitas narrativas contraditórias, o que tumultuava a situação e interferia na percepção da realidade.

Foi necessário um grande trabalho de diálogo interno para convencer todos a sair de suas zonas de conforto, cedendo espaço e funcionários para viabilizar a reorganização que garantiria o isolamento do Instituto Central. A rapidez com que o processo teve de ser feito após o anúncio do governador Doria também gerou incômodo – a sensação inicial era de que a proposta não tinha sido devidamente discutida antes de ser implementada, mas depois houve o entendimento de que, se tudo não fosse providenciado no prazo de 10 dias, o hospital corria o risco de não conseguir atender satisfatoriamente a população.

Para que as notícias veiculadas na mídia sobre o Instituto Central não causassem ainda mais preocupação entre as lideranças em trabalho remoto, a direção do HC decidiu emitir boletins diários sobre o que se passava dentro do hospital. Assim, as chefias que não estavam acompanhando presencialmente a rotina de seu próprio departamento e muitas vezes eram informadas dos acontecimentos pelos médicos residentes, começaram a receber atualizações sempre no fim do dia, com indicadores quantitativos de leitos ocupados nas UTIs e enfermarias, gráficos e outros dados críticos, tudo de forma clara e objetiva.

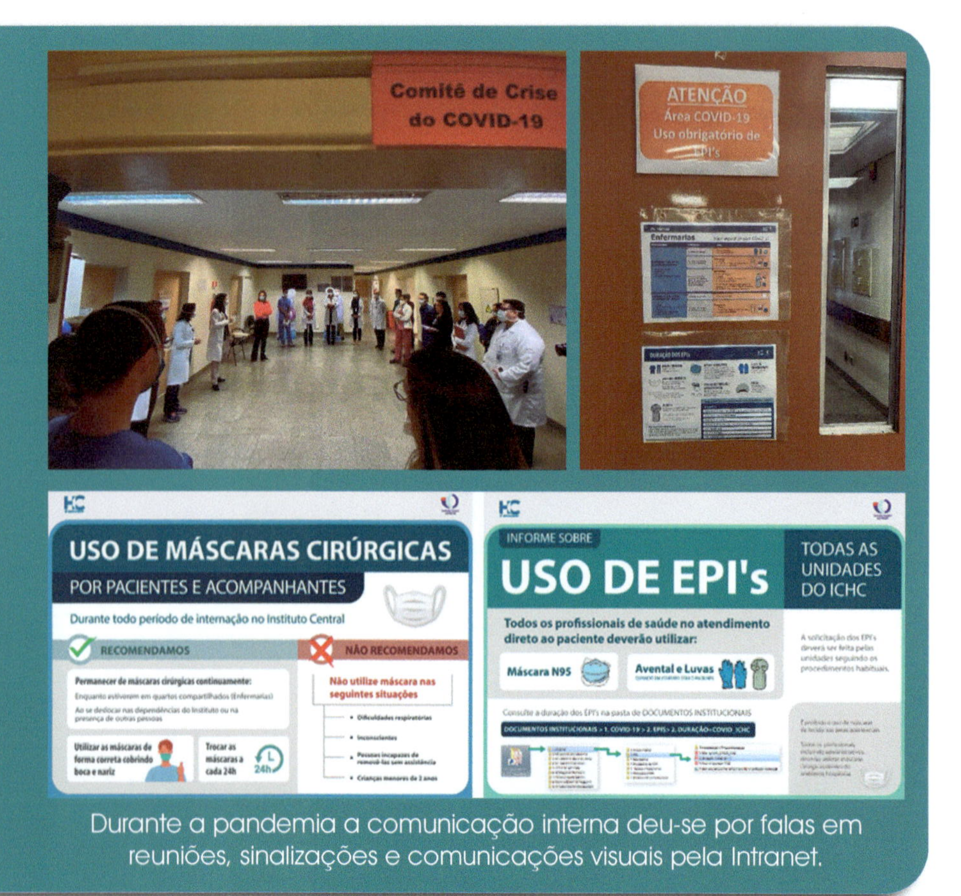

Durante a pandemia a comunicação interna deu-se por falas em reuniões, sinalizações e comunicações visuais pela Intranet.

As lideranças que trabalhavam na linha de frente tinham de manter a calma e transmitir segurança para toda a equipe. Muitas vezes essa comunicação se traduzia no olhar, que oferecia conforto aos colegas apesar do rosto encoberto pela máscara. As reuniões do comitê de crise, feitas todas as manhãs ao ar livre, na frente do hospital, eram outra sinalização importante para os colaboradores. "Eles iam chegando para trabalhar e viam que estávamos nos organizando, discutindo a agenda do dia, tomando decisões, evitando aglomeração em ambiente fechado, tudo isso passava uma certa confiança", lembra Edivaldo Utiyama, Vice-Diretor Clínico do HC.

No início da pandemia, boa parte dos profissionais de saúde tinha medo de se contaminar com o novo coronavírus. Muitos sequer queriam entrar no Instituto Central, preferindo atuar nas outras unidades do complexo. Ao longo da crise, o trabalho de comunicação foi sendo aprimorado, mostrando que o local era seguro, a ponto de vários médicos e enfermeiros pedirem para voltar a dar expediente no IC. E o nível de contágio de colaboradores deste Instituto não foi maior que o dos outros, reforçando que os cuidados e o uso de equipamento de proteção individual fizeram a diferença.

Mesmo quem prestava serviços há anos na instituição teve de se adaptar a um hospital totalmente transformado por conta da pandemia. O caminho feito para chegar ao local de trabalho já não era mais o de sempre. O elevador que costumava dar acesso a determinada área passou a ser restrito. A porta que antes ficava aberta, só podia ser usada com autorização. Como ajudar os profissionais a transitar com segurança dentro do território que, de um dia para o outro, deixou de ser tão familiar?

A solução encontrada foi a comunicação visual. Imagens, cores, ícones e sinalizações ajudaram as pessoas a se situar no novo ambiente, tomar todos os cuidados necessários ao acessar as áreas Covid e não Covid, saber qual o tipo de máscara e roupa a ser usada de acordo com o setor e ala. Tais ações e também os comunicados do comitê de crise distribuídos por e-mail eram uma forma simples e eficiente de manter os colaboradores informados.

Aprendizado na crise

O Hospital das Clínicas conseguiu mostrar, por meio da comunicação com seus públicos interno e externo, que estava à altura do desafio de enfrentar a maior pandemia dos últimos 100 anos. Foi capaz de se mobilizar rapidamente, o que em geral não é fácil para instituições públicas com uma estrutura tão complexa. Os 21 mil colaboradores passaram a entender ainda melhor o papel e a importância do HC em situações de catástrofe. O trabalho do comitê de crise, que até então não era do conhecimento de todos, ficou bem mais visível e traçou o caminho para o combate aos problemas.

A credibilidade conquistada junto à sociedade como fonte de informação segura a respeito do novo coronavírus credenciou os representantes do hospital a propagar mensagens cruciais, como a necessidade do distanciamento social. Dia após dia, os médicos e acadêmicos do Hospital das Clínicas, mais acostumados a falar com seus pares, foram constatando a importância de se comunicar bem com a comunidade. "A população fez um grande esforço para ficar em quarentena, mas ao mesmo tempo havia muita falta de informação, que levava as pessoas a questionar até que ponto tudo aquilo se justificava. Então precisávamos buscar um canal de comunicação efetivo para dar a resposta, essa era uma responsabilidade nossa também", diz Eloisa Bonfá, diretora clínica do HC.

Em um cenário em que a pandemia está durando mais tempo do que todos imaginavam, os dirigentes do HC tiveram de se acostumar a lidar com questionamentos constantes da imprensa e dos colaboradores. A cada momento surgiam novas dúvidas: quando chegaria a vacina, reações aos imunizantes, segunda onda de contaminação, variantes do coronavírus, reativação do comitê de crise, ampliação de leitos de UTI para pacientes com a Covid-19. "A única certeza que existe é que, enquanto estivermos enfrentando uma doença em que ainda há tantas perguntas sem resposta, a comunicação será sempre um desafio", afirma Aluísio Segurado.

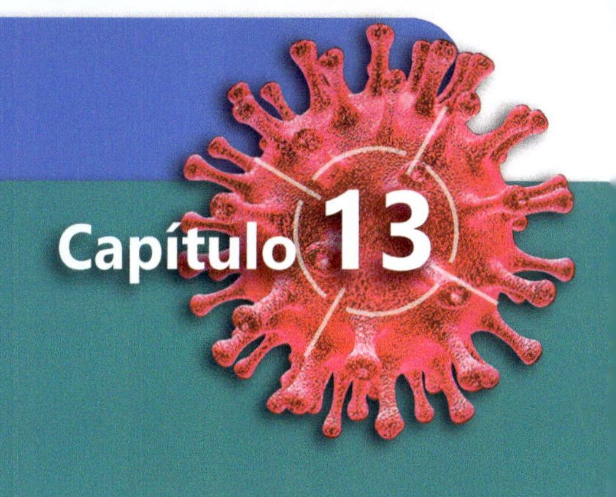

Capítulo 13

Oportunidades no Meio da Crise

Fábio Biscegli Jatene
Giovanni Guido Cerri

Na mais grave crise sanitária em um século, o mundo tem vivido verdadeiras transformações nos âmbitos social, ambiental e econômico, todas impulsionadas pelo desafio do enfrentamento à Covid-19. A pandemia do novo coronavírus impôs às organizações a necessidade de buscar ainda mais eficiência, agilidade na tomada de decisões e adaptação rápida diante das constantes mudanças.

Parece estranho que uma situação tão crítica, que já causou o número devastador de mais de 2,2 milhões de mortos, possa gerar algum legado positivo. Mas sempre é possível tirar o melhor até dos piores cenários. O Hospital das Clínicas utilizou a crise como uma oportunidade de aprendizagem e aprimoramento. Repensou processos e métodos, construiu novos modelos e adotou práticas que serão mantidas após a pandemia.

A integração entre as unidades do complexo hospitalar foi expandida e se revelou uma das grandes conquistas em um ano tão difícil – sem uma mobilização coletiva, seria impossível isolar o prédio inteiro do Instituto Central para o atendimento exclusivo aos pacientes com a Covid-19. Todos os colaboradores contribuíram, e mesmo quem não estava diretamente envolvido com os casos do novo coronavírus deu um apoio essencial para que o Hospital das Clínicas continuasse prestando assistência de alta qualidade no tratamento das demais doenças. Essa sinergia mais profunda entre os institutos será incorporada como diretriz.

O engajamento dos colaboradores também se observou na participação da sociedade na luta contra a Covid-19. Houve um enorme movimento de solidariedade, que ajudou o Hospital das Clínicas com doações de produtos, serviços, recursos financeiros e parcerias. Tantas foram as contribuições de empresas e pessoas físicas que uma startup desenvolveu gratuitamente a plataforma Viral Cure para gerenciar a captação de fundos. A partir dessa iniciativa, o HC decidiu transformá-la em um mecanismo permanente de *crowdfunding*, que vai permitir investimentos regulares para apoio à saúde.

A solidariedade ajudou a financiar vários projetos na área de inovação e tecnologia. Muitos deles já estavam em desenvolvimento pelo InovaHC (o centro de inovação do hospital), mas com as doações o processo foi acelerado e eles puderam ser implantados durante a pandemia, auxiliando de maneira efetiva no combate à Covid-19. Foi o caso, por exemplo, do uso de inteligência artificial (IA) em uma plataforma para diagnosticar e mapear a evolução da doença.

ViralCure.org/HC

Plataforma para doações = HCCOMVIDA, parceria com a empresa Sthorm.

Trata-se da RadVid-19, lançada pelo Hospital das Clínicas a partir da experiência acumulada na assistência a mais de 4 mil pacientes com o novo coronavírus e que está ajudando médicos do Brasil inteiro na identificação da infecção. A plataforma utiliza as informações de um vasto banco de imagens composto por radiografias de tórax e tomografias de pulmão inseridas no sistema para indicar a probabilidade do diagnóstico positivo em casos suspeitos. Algoritmos analisam cada caso com base na comparação de padrões comuns em milhares de exames de outros pacientes e em minutos transmitem a resposta com o prognóstico e a gravidade do quadro em questão.

O acervo é colaborativo e, por isso, à medida que a plataforma vai sendo alimentada com novos casos, o diagnóstico se torna mais preciso. A ferramenta pode ser acessada de forma gratuita por profissionais de saúde do Brasil todo – mais de 50 hospitais se conectaram, superando 28 mil consultas. Graças à RadVid-19, houve uma grande aceleração no desenvolvimento tecnológico em radiologia e o Hospital das Clínicas já deu início a outros projetos que também utilizam inteligência artificial, como para o diagnóstico de casos de câncer de pulmão e de mama.

O RadVid-19 é uma plataforma digital com aplicação de inteligência artificial para agilizar o diagnóstico da Covid-19, com o apoio do INOVA HC.

Soluções customizadas

A inteligência artificial é um recurso que permite que médicos dos mais remotos cantos do País troquem experiências com os profissionais do Hospital das Clínicas. O mesmo acontece com a telemedicina. Antes da pandemia, havia muita resistência à utilização do atendimento a distância. Mas com os avanços tecnológicos e a necessidade de evitar o contato físico para reduzir o risco de contaminação, a telemedicina se mostrou de grande relevância.

Um projeto pioneiro de tele consultoria permite que especialistas do HC discutam casos do novo coronavírus em tempo real com equipes de outros hospitais e promovam a capacitação de profissionais de saúde, difundindo assim o protocolo adotado pela instituição. Além disso, o monitoramento a distância de pacientes em terapia intensiva, que já vinha sendo desenvolvido, foi colocado em prática por meio do serviço de tele UTI. O projeto que começou no HC está sendo estendido para 30 UTIs no estado de São Paulo, ajudando a obter melhor resultado nos tratamentos. Este projeto foi ampliado para atender grávidas com Covid-19 em UTI com um resultado impressionante de melhora de prognóstico nos hospitais que participaram. Essas ações de telemedicina vão continuar depois da pandemia, com pacientes de doenças crônicas.

A crise sanitária também contribuiu para ampliar a utilização de robôs na área da saúde. No início da pandemia, o HC recebeu a doação de cinco robôs de telepresença, que auxiliaram em atendimentos nas UTIs e nas triagens realizadas em ambulatórios e enfermarias. Por meio de chamadas de vídeo exibidas na tela do robô, os pacientes internados também puderam se comunicar com suas famílias. Os equipamentos agora estão oficialmente integrados à rotina do Instituto Central.

A robótica traz inúmeras possibilidades, em diferentes aplicações. Em parceria com a Escola Politécnica da Universidade de São Paulo (Poli-USP), o HC adotou robôs na coleta de lixo hospitalar nas UTIs do Instituto Central, resguardando os colaboradores de manusear material contaminado com o novo coronavírus. A experiência deu tão certo que o InovaHC está construindo um laboratório de robótica para viabilizar a introdução de robôs em hospitais pelo Brasil afora.

Outro destaque da parceria com a Poli-USP foi o desenvolvimento de um ventilador pulmonar emergencial de baixo custo, para suprir a demanda do aparelho devido à pandemia. Em apenas 4 meses, uma equipe de 200 pesquisadores criou o Inspire, equipamento livre de patente, de rápida produção e montado com insumos nacionais. A intenção é distribuir 1.000 unidades do Inspire na rede pública. O ventilador é o exemplo da integração da universidade com o hospital, que traz benefícios ainda maiores ao ser expandido para o restante do País.

Almofadas anatômicas

À medida que pesquisadores, médicos e profissionais de saúde passaram a conhecer melhor o novo coronavírus e seus efeitos no organismo, surgiram protocolos, técnicas e tratamentos para o atendimento aos pacientes com a Covid-19. Muitos processos foram sendo criados, adaptados ou modificados, em demandas que exigiam respostas rápidas. Assim teve origem o Projeto Prona, uma parceria que reuniu o Centro de Inovação do Instituto Central (CITIC), InovaHC, InovaUSP e a empresa FOM, tradicional fabricante de almofadas ergonômicas.

A experiência de países que foram atingidos antes pela pandemia mostrou que os pacientes graves de Covid-19 apresentavam melhor resposta ao tratamento quando submetidos à técnica chamada pronaçao (ficar deitado de bruços), pois a posição auxilia a atividade dos pulmões e oxigenação do sangue. Porém, por permanecerem internados nas UTIs por longos períodos, eles poderiam ter ferimentos na pele, causados pelo atrito do corpo com a cama hospitalar.

A solução foi desenvolver coxins – almofadas especiais e em formatos diferentes que são colocadas embaixo do corpo do paciente, amortecendo o atrito. O Projeto Prona empregou tecnologia nacional para criar um produto feito com microesferas de poliestireno expandido, de maior adequação à anatomia do corpo humano e que atendesse às exigências técnicas hospitalares. Hoje os coxins já estão disponíveis para uso dos pacientes do HC. A ideia é que em breve os posicionadores corporais sejam fabricados em larga escala.

Todas essas ações tiveram início ou incremento devido à pandemia, mas devem continuar com o fim da crise. A solidariedade recebida pelo Hospital das Clínicas por meio do grande volume de doações permitiu o desenvolvimento de vários projetos. "Estamos devolvendo essa solidariedade para outras cidades e outros Estados na forma de produtos, serviços de inovação e iniciativas de educação, como cursos, treinamentos e consultoria. Vencemos esse desafio com o apoio da sociedade e por isso esse movimento é um legado que não fica restrito ao HC, ele é disseminado para o Brasil todo", diz Giovanni Cerri, Presidente do Conselho Diretor do Instituto de Radiologia (InRad) e Presidente da Comissão de Inovação do Hospital das Clínicas (InovaHC).

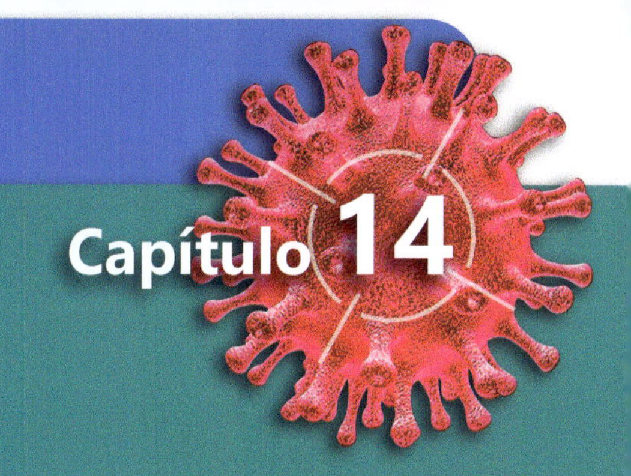

Capítulo 14

Tempos de Esperança

Maria Beatriz de Moliterno Perondi
Anna Miethke Morais
Eloisa Silva Dutra de Oliveira Bonfa
Aluisio Augusto Cotrim Segurado
Edivaldo Massazo Utiyama

O que pode ser tão difícil quanto mobilizar um hospital inteiro para transformá-lo, em poucos dias, no maior centro de atendimento exclusivo a pacientes com a Covid-19 do Brasil? A resposta é fazer todo o processo na direção inversa para voltar à estrutura original.

Em muitos aspectos, a desmobilização do Instituto Central representou um desafio até maior para a equipe do Comitê de Crise do Hospital das Clínicas do que a mobilização. Isso porque foi preciso administrar pressões para evitar que a volta às atividades ocorresse antes da hora. Tudo deveria ser planejado com calma e sem atropelos, por maior que fosse a ansiedade para retomar, ainda que não exatamente a mesma rotina pré-pandemia, ao menos o chamado "novo normal".

As pressões pela desmobilização vinham de todos os lados. Os professores titulares, que tinham sido desalojados de suas salas e enfermarias para abrir espaço aos leitos da Covid-19, queriam voltar a atender e operar seus pacientes nas dependências que ocupavam há anos.

Os residentes, deslocados para atuar na linha de frente dos casos do novo coronavírus, interromperam o aprendizado prático da sua área de especialização e temiam que o longo período dedicado ao combate à pandemia prejudicasse a formação. Cerca de 1.600 profissionais estavam no último ano e precisavam concluir os programas de residência.

O InCor, que tinha assumido os atendimentos das urgências e emergências normalmente encaminhadas ao Instituto Central, estava ficando sobrecarregado, pois com a flexibilização do isolamento social, o número de casos vinha aumentando. E ainda havia a pressão da rede pública hospitalar: uma parte esperava que o HC voltasse aos índices normais de atendimento de casos não relacionados à Covid-19, enquanto outra parte tinha a expectativa de que ele continuasse recebendo os pacientes com o novo coronavírus.

Soluções compartilhadas

Para escolher o momento certo de dar início à desmobilização do Instituto Central, os integrantes do comitê de crise levaram vários fatos em consideração. Primeiro estudaram detalhadamente o andamento da pandemia em São Paulo, analisando o número de casos de Covid-19 em relação à necessidade de leitos na rede pública de saúde.

O processo só poderia começar quando houvesse uma tendência de diminuição nas internações por complicações causadas pelo coronavírus. Isso aconteceu ao mesmo tempo em que outro indicador começou a preocupar: o aumento dos casos de traumatismo, infarto, AVC e outras doenças graves, sinalizando a demanda por mais leitos. Além disso, também era preciso retomar as consultas ambulatoriais e cirurgias eletivas, que estavam suspensas desde o fim de março, e as residências médicas.

Com todos os componentes avaliados, a desmobilização teve início no final de junho, com a liberação gradativa dos leitos de UTI e enfermaria do Instituto Central. Como a Covid-19 é uma doença altamente contagiosa, o processo exigiu cuidados redobrados: foi preciso manter o máximo distanciamento físico entre as áreas reservadas para o atendimento aos pacientes infectados com o novo coronavírus e as demais especialidades. Não apenas as equipes assistenciais eram distintas, mas também os acessos, elevadores, equipamentos de raio-X, ambulatórios e demais procedimentos da rotina médica.

Assim como aconteceu na mobilização, foi necessário contar com o espírito de união de todos os envolvidos, para que a retomada ocorresse da maneira mais viável e segura para os pacientes e os profissionais de saúde. Por isso, foram propostas soluções compartilhadas para o retorno gradual das 33 especialidades ao Instituto Central. Equipes da área médica, assistencial e administrativa trabalharam em conjunto para viabilizar o cronograma projetado.

Com a maior parte do processo de desmobilização encaminhado, o comitê de crise encerrou as atividades em 30 de setembro de 2020. Mas, ainda que sob controle, a crise causada pela pandemia segue sendo enfrentada com toda a atenção. O novo coronavírus não deve desaparecer e será necessário aprender a conviver com ele, como já acontece com outros vírus. Dessa forma, o Hospital das Clínicas vai manter, enquanto for preciso, uma área do Instituto Central reservada para tratar exclusivamente dos pacientes com a Covid-19.

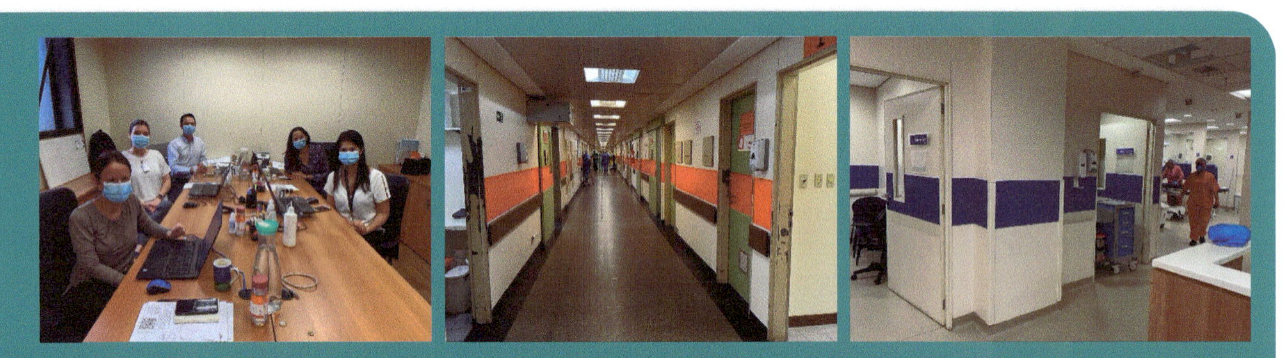

Equipe de Gestores do ICHC reunida para planejar o retorno às atividades do novo normal. Na desmobilização foi necessário estabelecer fluxo de e áreas para atendimento de doentes com Covid-19, cor laranja e áreas para o atendimento de doentes sem Covid-19, área azul.

Box – Símbolo de dias melhores

A constatação de que a pandemia estava se estabilizando em São Paulo trouxe alívio aos integrantes do comitê de crise, mas junto veio também uma estranha sensação de vazio. Sentimentos tão contraditórios são comuns quando um grande projeto chega ao final e a vida volta à rotina.

Durante uma das reuniões de *brainstorming* para discutir qual seria a primeira área de Covid-19 a ser desmobilizada no Instituto Central, Anna Miethke Morais, Vice-Coordenadora do comitê, se viu tendo uma crise de choro. “Estávamos analisando as plantas dos andares e, ao riscar uma das enfermarias que poderia ser desativada, caí no choro”, conta. “Mas logo passei a rir e chorar ao mesmo tempo, porque afinal era muito bom ver que a situação estava melhorando.”

Para evitar outras crises de choro, a equipe resolveu usar novas plantas, que foram fixadas na parede oposta dos mapas originais. A solução surtiu efeito: ao invés de ser eliminadas, as áreas da desmobilização passaram a ser destacadas, tornando-se, assim, um símbolo de esperança.

Capítulo 15

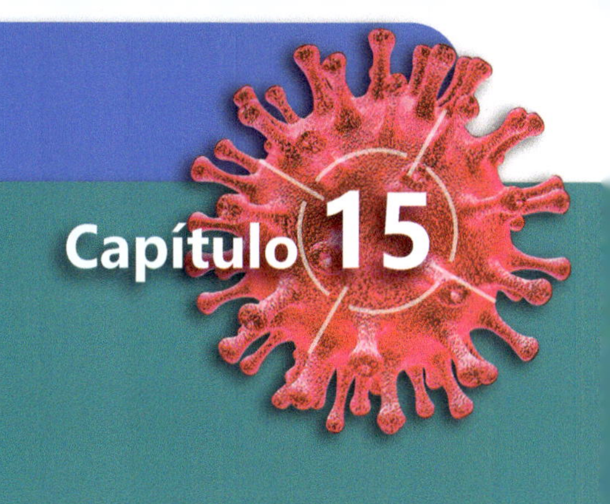

Vacinação: Doses de Esperança

Eloisa Silva Dutra de Oliveira Bonfa
Amanda Cardoso Montal
Leila Suemi Harina
Antonio José Rodrigues Pereira

No auge da pandemia, a possibilidade de se ter uma vacina contra Covid-19 era uma solução que parecia muito distante. A população aguardava ansiosa a chegada desse momento, mas até então a história demonstrava que eram necessários muitos anos de pesquisa para o desenvolvimento de imunizantes.

Um ponto importante no desenvolvimento da vacina contra Covid-19 é que existiam pesquisas com outras cepas de coronavírus já circulantes no mundo, mesmo antes da descoberta da Sars-Cov2. Assim, quando essa nova cepa de coronavírus surgiu, os cientistas já tinham diversos conhecimentos derivados das pesquisas existentes e isso permitiu o rápido desenvolvimento de estudos e tecnologias voltados para criação de um imunizante contra a doença. As primeiras notícias de que algumas empresas farmacêuticas já estariam com amostras disponíveis para testes causaram comoção mundial.

Havia um misto de sentimentos na população, de um lado a incerteza de que uma vacina criada tão rapidamente seria segura para o ser humano e, do outro, a vontade de que todos tivessem acesso a ela o quanto antes para que pudessem respirar aliviados novamente. O noticiário mostrava o avanço dos testes e o início da vacinação em alguns países. No Brasil, a população aguardava ansiosa pela sua vez, porém entraves políticos juntos a uma onda de negacionismo da ciência criaram um cenário caótico paralelo à pandemia, atrasando esse momento.

Em janeiro de 2021, o país chegava a 200 mil mortes pela Covid-19, segundo dados do Conselho Nacional de Secretários da Saúde (Conass), e se tornava o segundo país do mundo com maior número de óbitos, depois dos Estados Unidos. Em Manaus, no Amazonas, o sistema de saúde colapsou e o estoque de oxigênio chegou ao esgotamento, causando uma tragédia com dezenas de mortes por asfixia de pacientes de Covid-19.

Uma medida para que pandemia pudesse ser controlada o quanto antes era necessária. Em meio a um embate político, em setembro de 2020, um consórcio entre o laboratório Sinovac e o Governo do Estado de São Paulo foi realizado por meio do Instituto Butantan. Após a realização de estudos no Brasil que comprovaram a segurança e eficácia da vacina, em janeiro de 2021, a Agência Nacional de Vigilância Sanitária (Anvisa) aprovou o uso emergencial da CoronaVac, possibilitando o início da vacinação contra a Covid-19 no Brasil. Assim, em 17 de janeiro de 2021, Mônica Calazans, de 54 anos, enfermeira do Instituto de Infectologia Emílio Ribas e que atuou na linha de frente contra Covid-19, foi a primeira pessoa a ser imunizada no país. Nesse dia, a esperança ganhou forma de realidade.

A partir daí, iniciou-se um movimento para viabilizar o Plano Nacional de Operacionalização da Vacinação contra a Covid-19, elaborado pelo Ministério da Saúde. Também em janeiro de 2021, a Anvisa aprovou o uso da vacina Covishield, uma parceria do laboratório Astra Zeneca e a Universidade Oxford, da Inglaterra, produzida no Brasil pelo Fundação Oswaldo Cruz (Fiocruz). No entanto, como a quantidade de vacinas disponíveis, tanto da CoronaVac quanto da Covishield, ainda não era suficiente para atender toda a população, foi necessário priorizar a vacinação dos grupos de maior risco e dos profissionais de saúde, força de trabalho essencial para garantir a assistência ao restante da população. Foi o começo de um calendário de vacinação que se estendeu ao longo do ano.

Vacinação no HC

Após meses de luta contra a Covid-19, o dia 17 de janeiro de 2021 se tornou histórico. A aprovação do uso emergencial da CoronaVac e, em seguida, da Covishield, renovou as energias da população brasileira e, principalmente, salvou vidas. A população com fatores de risco foi beneficiada por essas vacinas e os dados logo evidenciaram a redução do número de casos de Covid-19 e, principalmente, de óbitos pela doença à medida que cada uma das faixas etárias era vacinada.

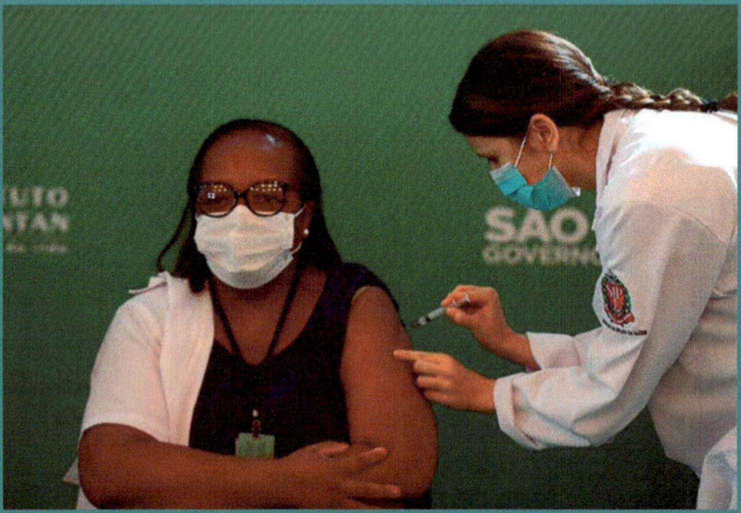

Enfermeira Mônica Calazans foi a primeira a receber a vacina em 17 de janeiro de 2021, no Centro de Convenções Rebouças.

Com a autorização da CoronaVac para uso emergencial pela Anvisa, a Secretaria de Estado da Saúde (SES) de São Paulo disponibilizou doses da vacina para que o Hospital das Clínicas (HC) da Faculdade de Medicina da Universidade de São Paulo (FMUSP) iniciasse a sua vacinação no dia seguinte, em 18 de janeiro.

Para os profissionais do HC, que vivenciaram todos os desafios impostos na época, o início da vacinação representou uma nova dose esperança, com a qual poderiam projetar um futuro melhor, com o controle da pandemia e redução da gravidade dos casos acometidos pela doença.

O HC, por solicitação do Governo do Estado de São Paulo, organizou um mutirão de vacinação com a proposta de imunizar todos os colaboradores em menos de uma semana, garantindo maior agilidade no processo e redução mais rápida dos riscos de transmissão e contágio.

Diante da quantidade de pessoas envolvidas, o Centro de Convenções Rebouças foi estruturado para acomodar sete postos de cadastro e checagem do colaborador, 30 boxes de vacinação e um centro de atendimento médico para possíveis emergências.

Foi uma megaoperação de imunização no HC, como conta a Prof. Dra. Eloísa Bonfá, Diretora Clínica do HCFMUSP: "Tivemos alguns dias para o planejamento e trabalhamos muitas horas para que conseguíssemos fazer a logística do processo realizado no Centro de Convenções Rebouças. Utilizamos o cadastro de colaboradores da instituição para garantirmos que somente os profissionais registrados tivessem o direito de se vacinar e fizemos a vacinação de todos por agendamento de horário. Os colaboradores voluntários fizeram um trabalho incrível com um fluxo admirável e sem atrasos para o atendimento".

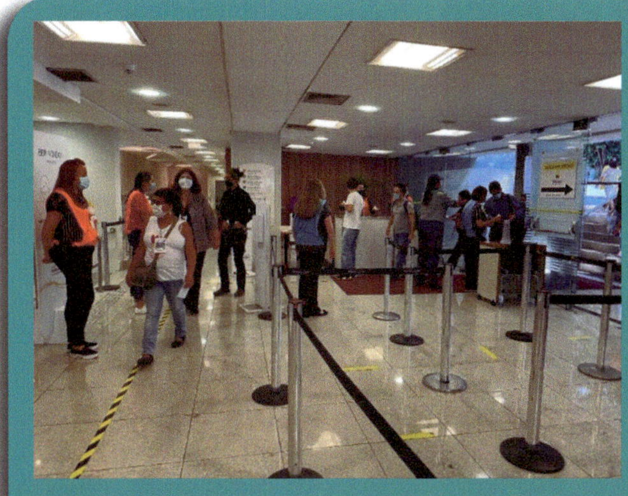

Colaboradores entrando no Centro de Convenções Rebouças para serem vacinados.

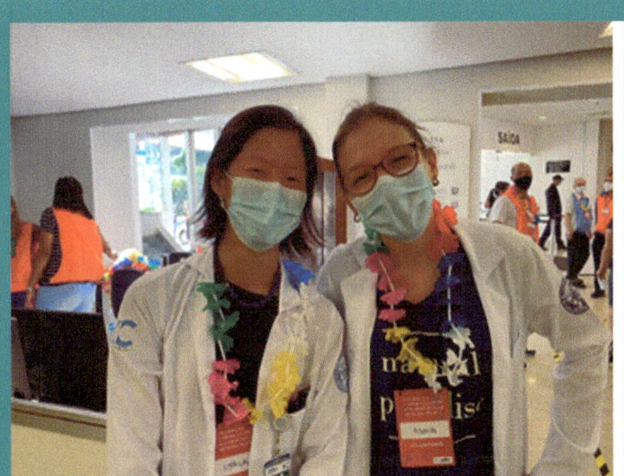

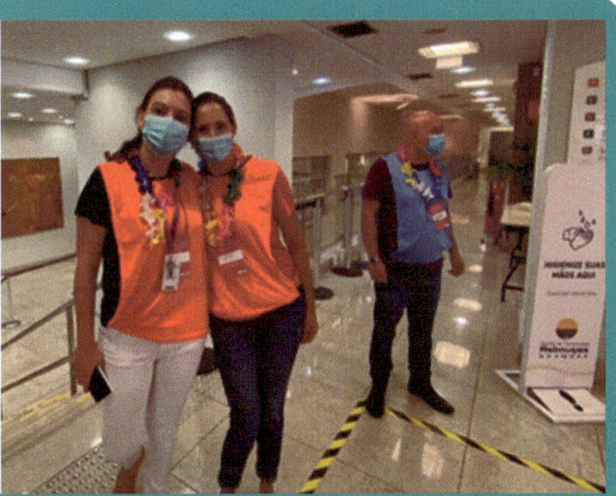

Médicas do Comitê de Crise Gestores do ICHC recebendo os colaboradores para serem vacinados.

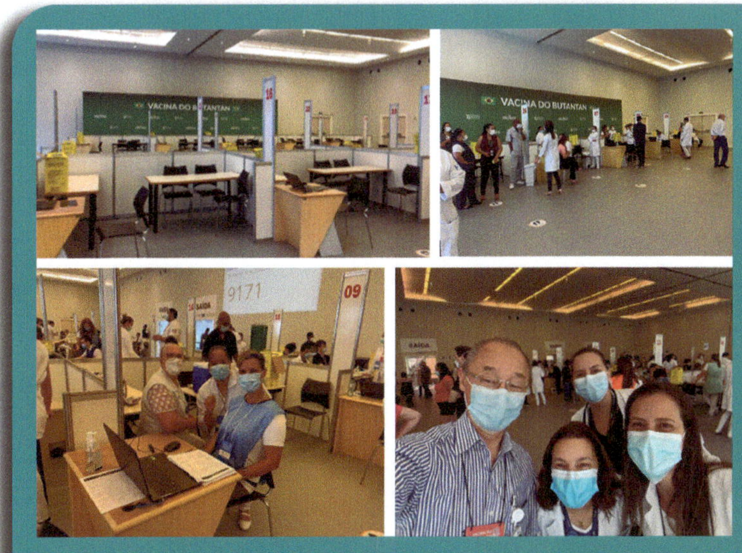

Centro de Convenções Rebouças organizado para aplicar a vacina nos colaboradores.

A quantidade de vacinas a serem utilizadas pelo HC foi determinada pelo Governo de Estado e essa foi uma das principais dificuldades, pois não havia o conhecimento de quantas doses seriam disponibilizadas pelo Governo até a véspera de cada um dos quatro dias de mutirão. No total, a SES disponibilizou 28 mil doses da vacina, para um total de 40 mil colaboradores. Assim, diante desse número, o HC utilizou os critérios de vacinação, baseados no Programa Nacional de Imunização (PNI) do Ministério da Saúde, com algumas restrições adicionais.

O gerenciamento de desastre tem como regra básica priorizar atendimento para os profissionais de saúde para que eles possam dar continuidade ao atendimento à população. Dentro desse contexto e em conformidade com o PNI, a definição de trabalhadores da saúde incluiu a priorização de todos os profissionais de saúde e toda a equipe de suporte que foi recrutada e trabalhou de forma incansável durante toda a pandemia. Entretanto, diante das doses disponibilizadas pelo governo, o HC ainda precisou restringir a vacinação para as pessoas mais velhas das equipes de suporte.

A expectativa da população pela vacinação era tão grande que, mesmo diante de toda organização, o HC, hospital que foi referência para o tratamento de casos graves de Covid-19 e que recrutou todos os trabalhadores da saúde para manterem suas atividades na linha de frente, ainda assim recebeu críticas e questionamentos em relação ao mutirão de vacinação. Toda documentação foi apresentada aos órgãos competentes para prestação de contas, que confirmaram idoneidade do processo.

Nesse momento, quatro vacinas para Covid-19 são aplicadas no Brasil: além da CoronaVac (Sinovac) e Covidshield (AstraZeneca), há a da Pfizer-BioNTech e a da Janssen. No mundo, há mais duas, a da Sinophan e a da Moderna.

Em 29 de setembro de 2022, o Governo de Estado de São Paulo mostra que da população acima de 5 anos, 100% já iniciaram o esquema vacinal, sendo que 95% estão com o esquema completo. Quando verificamos a população total do Estado, 95% dos moradores receberam ao menos uma dose da vacina e 89% já estão com esquema vacinal completo – duas doses da vacina ou vacina de dose única.

Os números da campanha de vacinação no Brasil, em 26 de setembro de 2022, segundo dados do Ministério da Saúde, são de 476 milhões doses distribuídas, 399 milhões de doses aplicadas, sendo 91,5% da população com a primeira dose e 85,8% com as duas doses, comprovando que Brasil é um país exemplo para o mundo no programa de vacinação, mesmo diante de tantas *fake news*.

Segundo a Prof. Dra. Eloísa, a perspectiva é que a vacina da Covid-19 entre no calendário vacinal numa frequência anual, como a vacina da gripe, ou semestral.

A redução de casos e da gravidade da pandemia de Covid-19 após o desenvolvimento dessas vacinas é mais uma prova do quanto é necessário e importante o investimento na ciência e que as estratégias de vacinação devem ser uma política global de saúde.

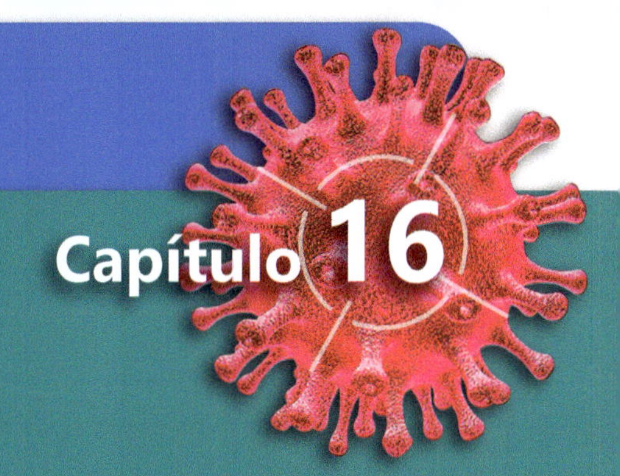

Capítulo 16

Variantes em Ação

Ester Cedeira Sabino

"Peguei coronavírus". Esta denominação genérica do vírus causador da doença Covid-19 se popularizou durante a pandemia. No entanto, a ciência conhece hoje sete coronavírus humanos (HCoVs): HCoV-229E, HCoV-OC43, HCoV-NL63, HCoV-HKU1, SARS-COV (responsável pela síndrome respiratória aguda grave), MERS-COV (responsável pela síndrome respiratória do Oriente Médio) e, o mais recente, o novo coronavírus, no início chamado 2019-nCoV e, em 11 de fevereiro de 2020, nomeado SARS-CoV-2 (responsável pela Covid-19).

Foi uma semana depois do alerta dado pela Organização Mundial de Saúde (OMS), em dezembro de 2019, sobre os numerosos casos de pneumonia em Wuhan (China), que as autoridades chinesas confirmaram, em 7 de janeiro de 2020, que haviam identificado o novo coronavírus (SARS-CoV2), até então desconhecido. Os coronavírus são a segunda principal causa de resfriado comum após o rinovírus e, nas últimas décadas, raramente causavam doenças mais graves em humanos.

Essa nova cepa de coronavírus foi exceção. Desconhecida e altamente contagiosa, motivou pela sexta vez na história, em janeiro de 2020, uma declaração de Emergência de Saúde Pública de Importância Internacional, o que antes só havia sido feito na pandemia de H1N1, em abril de 2009; na disseminação internacional de poliovírus, em maio de 2014; no surto de ebola na África do Sul, em agosto de 2014; no aumento de casos de microcefalia e outras manifestações congênitas causadas pelo vírus zika, em fevereiro de 2016; e no surto de ebola na República Democrática do Congo, em maio de 2018. Em março e 2020, como é sabido, a abrangência de casos de SARS-CoV2 foi caracterizada pandemia.

Buscando respostas e meios de mitigar os danos da Covid-19, a população científica mundial se mobilizou na pesquisa dos melhores protocolos para tratar os pacientes e, após inúmeros casos e, infelizmente, óbitos, a sensação era que, aos poucos, a situação que mudou o rumo da história da saúde pública mundial ia sendo controlada. No entanto, a disseminação do novo coronavírus foi provocando mutações genéticas e, com isso, novas ondas de contágio surgindo, adiando o fim da pandemia. Quando parecia que os casos diminuíam, o mundo era colocado em alerta novamente com novas variantes sendo identificadas.

Todos os vírus mudam com o tempo. A maioria das mudanças têm pouco ou nenhum impacto. Algumas delas, porém, podem afetar as propriedades do vírus, como a facilidade com que ele se espalha, a gravidade da doença associada ou o desempenho de vacinas, medicamentos terapêuticos, ferramentas de diagnóstico ou outras medidas sociais e de saúde pública.

No caso do SARS-CoV2, causador da Covid-19, foram classificadas cinco variantes de preocupação até setembro de 2022. A Beta, que teve primeiro caso documentado em maio de 2020 na África do Sul, e a Alpha, com primeiro caso em setembro de 2020, no Reino Unido.

Até então, apesar das variações e oscilação das contaminações, o cenário vinha sendo monitorado com controle pela comunidade médica brasileira. Daí surgiram mais duas variantes que criaram ondas de contaminação devastadoras: Gamma, com primeiro caso em novembro de 2020, no Brasil, e maior impacto de mortalidade no país e colapso do sistema de saúde do Amazonas, e Delta, em outubro de 2020, na Índia.

Como relatado no capítulo Tempo de Esperança, o Instituto Central (HC) iniciou a desmobilização do atendimento exclusivo de Covid-19 em junho de 2020, com o intuito de retomar a rotina de pré-pandemia, e o Comitê de Crise encerrou as atividades em setembro do mesmo ano, antes das novas cepas. Existia um otimismo com relação ao fim da pandemia e ao não aparecimento de novos picos de contaminação, já que os casos pareciam controlados, dados a diminuição de pacientes graves e o conhecimento mais assertivo no tratamento da doença.

No entanto, com as novas ondas sucessivas a partir das últimas variantes classificadas, foi preciso adaptar o atendimento no final de 2020 e início de 2021 para suprir as altas e baixas de demanda no período. A pandemia, infelizmente, estava longe de acabar como se imaginava.

Início do fim?

Em novembro de 2021, mais uma variante foi classificada – a Omicrom – em muitos países e, em setembro de 2022, considerada a cepa dominante em circulação globalmente, com subvariantes também sendo monitoradas. Apesar do alto grau de transmissibilidade, os sintomas têm características mais leves.

Segundo a doutora imunologista Ester Cedeira Sabino, Professora Associada do Departamento de Moléstias Infecciosas e Parasitárias da Faculdade de Medicina da Universidade de São Paulo (FMUSP) e Pesquisadora no Instituto de Medicina Tropical, é muito difícil saber o que estaria por vir, porém, considerando que a variante Omicrom, na sua sublinhagem 5, já estaria em circulação no mundo inteiro há meses sem ser identificada mutação capaz de superá-la ou crescendo em alguma localidade, apesar do aumento de casos na Europa com uma mistura de variantes Omicrom, não é possível afirmar se uma nova variante totalmente diferente apareceria, provocando uma nova epidemia, ou se entraríamos em uma fase na qual a Omicrom 5 consiga ir se alterando, causando apenas pequenos surtos locais, mas nunca global. Essa é a expectativa de todos!

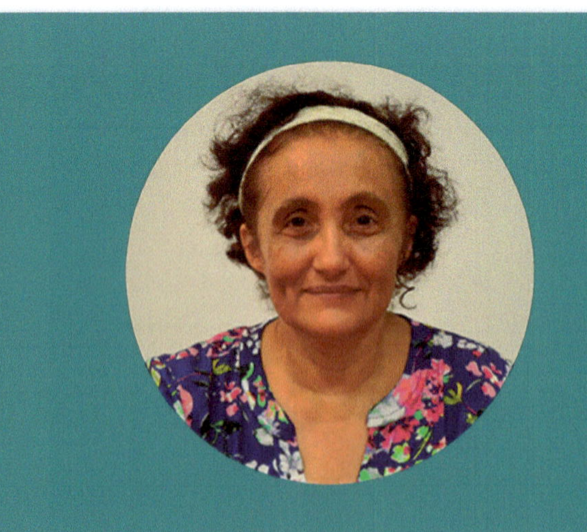

Profa. Ester Sabino coordenou o sequenciamento genético do novo coronavírus realizado no Brasil, em tempo recorde de 48 horas, no Instituto de Medicina Tropical da FMUSP.

Em setembro de 2022, segundo dados da OMS, a pandemia de Covid-19 registrava mundialmente mais de 611 milhões de casos e 6,5 milhões de mortes, sendo, no Brasil, mais de 34 milhões de casos e mais de 685 mil mortes.

Capítulo 17

Desmonte da Infraestrutura

Ana Claudia Latronico Xavier
Luiz Augusto Carneiro D'Albuquerque
Willian Carlos Nahas

Imagine uma infraestrutura do porte do Hospital das Clínicas (HC), considerado um dos maiores e melhores complexos hospitalares da América Latina. A quantidade de profissionais envolvidos no atendimento de saúde, levando em conta ainda o caráter educativo com residentes da Faculdade de Medicina da Universidade de São Paulo (FMUSP) em formação. A importância da instituição no enfrentamento da pandemia se confirma tanto pela qualificação dos profissionais e relevância em pesquisa científica, quanto pela mobilização feita para criação de protocolos e ampliação de leitos de enfermaria e Unidade de Terapia Intensiva (UTI), o que mobilizou uma força-tarefa responsável por preparar o Instituto Central (IC) em um prédio dedicado exclusivamente ao atendimento à Covid-19.

A desmobilização para o desmonte da infraestrutura organizada pelo Comitê de Crise para a pandemia começou em junho de 2020, sendo o comitê descontinuado em setembro do mesmo ano, como conta o capítulo Tempos de Esperança. Naquele momento, acreditava-se que pior já havia passado, não se esperava variantes e novas ondas. No entanto, para aquele início, quando não se conhecia a doença e o sistema de saúde estava despreparado para a crescente de casos, foi fundamental contar com esse espaço seguro tanto para os pacientes quanto para os profissionais de saúde, que seguiam protocolos rigorosos pensados para preservar o bem-estar das equipes. O IC mobilizado como prédio exclusivo para Covid-19 foi essencial para o atendimento da população naqueles primeiros meses.

No decorrer dos meses subsequentes e a continuidade da pandemia, as equipes médicas foram se readaptando à realidade de retomar rotinas pré-pandemia e atender a oscilação dos casos provocada pelas variantes que apareceram, porém com mais conhecimento da doença e mais segurança relacionada às medidas preventivas de transmissão. Algumas das mudanças realizadas na infraestrutura do IC e nos protocolos internos ficaram como um legado para o atendimento geral.

O Instituto Central, no período que antecedeu a pandemia, desempenhava suas atividades médicas assistenciais de forma parcial, devido à escassez de leitos, número reduzido de recursos humanos em algumas áreas, em particular das equipes de enfermagem, e restrição orçamentária. Adicionalmente, uma limitação de leitos das Unidades de Terapia Intensiva (UTI) prejudicava o atendimento de cirurgias eletivas e emergenciais que exigiam pós-operatório. Também não havia um regramento da entrada de pacientes nas áreas do ambulatório do Instituto com áreas de grande aglomeração e problemas de segurança.

Em 2022, após dois anos de enfrentamento da pandemia, o IC ainda está aos poucos retomando as atividades médicas anteriores, mas cada vez menos com a cara que ganhou na pandemia. No entanto, agora há mais leitos disponíveis, inclusive de UTI, resquício das mudanças de infraestrutura para a Covid-19, assim como mais profissionais contratados, como enfermeiras e enfermeiros, porém ainda com demanda reprimida de pacientes graves e a limitação de recursos humanos, especialmente anestesistas, que impactam o atendimento completo de muitas áreas.

O Centro Cirúrgico que se transformou em UTI na época, passou por uma reforma, assim como a UTI do 11º andar. Estão previstas ainda reformas nas enfermarias.

As alterações nas rotinas dos ambulatórios foram gradativas, de acordo com o arrefecimento da pandemia ao longo do tempo. O desafio foi a retomada segura, considerando o elevado número de pessoas em circulação no Prédio dos Ambulatórios. Por lá, houve melhorias incorporadas pelo Instituto de forma permanente. A revisão do agendamento ambulatorial foi importante, pois ampliou o intervalo entre consultas, reduzindo as aglomerações e melhorando o fluxo de atendimento ao paciente.

Outro ponto foi o acesso de pacientes ao Prédio dos Ambulatórios somente com 1 hora de antecedência do agendamento. A mudança exigiu amplo plano de comunicação com pacientes e funcionários. Além disso, para viabilizar a proposta, foi criada a área de acolhimento ambulatorial para quem aguarda o horário da consulta para acessar o prédio. Estão previstas ainda finalização da obra de revitalização do prédio e nova obra para melhoria das áreas de cadastro e acolhimento de pacientes.

Uma realidade inovadora durante a pandemia foi o uso do teleatendimento. Uma estrutura física e de recursos humanos foi gerada para isso, que deve ser mantida e ampliada no futuro.

UTIs, Centro Cirúrgico, enfermarias e ambulatórios, tudo foi transformado para atender pacientes de Covid-19 e, passado esse período e o desmonte da infraestrutura, o que ficou como ensinamento foi a necessidade de trabalhar de forma conjunta, unindo diferentes áreas da assistência médica e do atendimento multidisciplinar. Uma experiência única de aprendizado e intercâmbio de conhecimento entre profissionais que não tinham tido ainda a experiência de trabalhar próximo, mas com a missão compartilhada de fazer a diferença. E fazer a diferença foi a marca deixada pelo HC, dando atendimento de primeira linha para um grande número de pacientes.

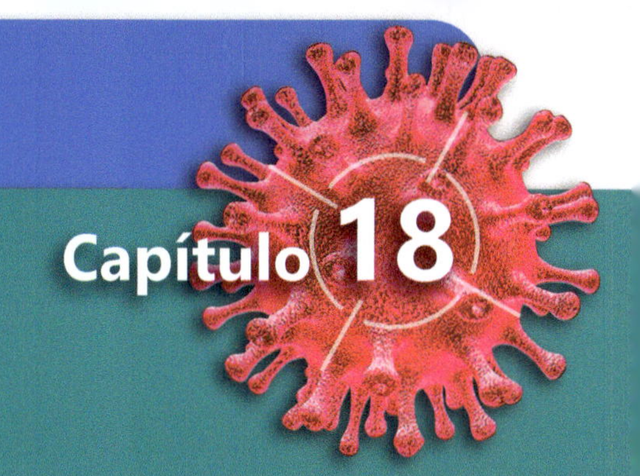

O Legado da Pandemia

Tarcisio Eloy Pessoa de Barros Filho
Giovanni Guido Cerri

O ano é 2022 e a Covid-19 ainda é uma realidade presente. O alerta permanece aceso, porém a vacina já circula na maioria da população, menos casos graves são registrados, mais informações para o tratamento estão disponíveis, as variantes estão sendo monitoradas e, aos poucos, as rotinas reestabelecidas.

Uma certeza, no entanto, é que o mundo não será o mesmo. Algumas práticas adotadas como medidas de segurança no enfrentamento da pandemia já estão normalizadas no cotidiano assim como a experiência na saúde pública está construindo um legado para a medicina do futuro.

As crianças que passaram os dois últimos anos observando os hábitos de higienização das mãos, por exemplo, crescem com essa prática naturalizada, diferente dos adultos que precisaram desconstruir um comportamento.

O uso de máscaras de proteção em ambientes públicos ou de aglomeração, o que em alguns lugares no mundo já era comum, como na Ásia, porém visto com estranheza por pessoas de outros locais, passa a ser um hábito de cuidado mesmo fora da pandemia, especialmente nos meses de outono e inverno, quando as janelas ficam mais fechadas e o ar é mais denso, com menos dispersão tanto de poluentes quanto de partículas virais.

Nas empresas, o uso de filtros Hepa (High Efficiency Particulate Air) para o ar condicionado também passa a ser algo adotado com mais abrangência, já que a tecnologia de separação de partículas é capaz de eliminar até 99,9% das impurezas do ar, suprimindo microrganismos como ácaros, vírus e bactérias.

Presença virtual

De todas as mudanças de hábitos da pandemia, talvez o uso da tecnologia tenha sido o que mais se mostrou potencialmente transformador da realidade. O trabalho virtual é uma adaptação que não tem volta, tanto que as empresas já vêm mudando seus contratos para incluir as modalidades remota ou híbrida como opção ao funcionário que exerça uma profissão que permita ficar à distância, priorizando a qualidade de vida.

Na medicina, esse legado pode mudar consideravelmente a forma de abordar um paciente e conduzir acompanhamentos clínicos e estudos científicos. O Professor Doutor Carlos Carvalho, Titular da Disciplina de Pneumologia da Faculdade de Medicina da Universidade de São Paulo (FMUSP), comenta que se percebeu que a interação digital com grupos de pesquisa é possível e não é preciso aguardar um simpósio ou congresso e pegar um avião para debater com os colegas de outros lugares do mundo. Apesar da tecnologia já estar disponível, só depois da pandemia que ficou entendido que é totalmente viável o encontro ser virtual, sem deixar de lado a importância do convício social, porém balanceando os dois. Assim como as aulas da faculdade, que foram conduzidas à distância e, no retorno ao presencial, a frequência aumentou em relação a 2019, mostrando que estar junto faz falta. Algumas trocas são possíveis, outras não, mas a tecnologia vem se mostrando cada dia mais eficiente em oferecer elementos que proporcionem esse equilíbrio.

Acompanhamento Covid-19

E foi nessa balança do virtual e presencial que plataformas de telemedicina que não existiam foram desenvolvidas para o acompanhamento de pacientes de Covid-19. Foi criado pelo Hospital das Clínicas (HC) um grupo para monitorar as pessoas atendidas lá que sobreviveram à doença no início da pandemia, quando a equipe médica elaborou uma linha de cuidados e protocolos de tratamento que foram mudando conforme o conhecimento da doença foi se expandindo.

Por meio dessa plataforma de telemedicina, são aplicados questionários para conhecer queixas de ansiedade, depressão, sonolência, insônia, etc. Isso é feito virtualmente, daí eles vão presencialmente ao hospital em um dia determinado e fazem uma série de exames, como coleta de sangue, medição de parâmetros vitais, raio-X, eco e eletrocardiograma, exames pulmonares, etc.

"O paciente vem e faz tudo no mesmo dia e aí damos o retorno da situação clínica por teleconsulta. Se há um quadro de depressão mais crítico ou ansiedade, encaminhamos para a psiquiatria, se há fraqueza vai para fisiatria ou fisioterapia, falta de ar, vai ao InCor para testes e ver se tem relação com algum componente pulmonar ou cardíaco e assim por diante. Criamos essa linha de cuidados com o entendimento que o paciente é o mais importante, vamos ao encontro dele quando ele vem aqui e não o contrário, quando tinha que vir vários dias para passar com médicos diferentes", explica o Prof. Dr. Carlos.

Esse acompanhamento tem sido feito nos últimos dois anos (e vai se estender por mais dois ou três) apenas com os pacientes de Covid-19, mas é um modelo que pode ser adaptado para outros cenários. No início da pandemia, na primeira onda, 60% dos atendidos no HC sobreviveram à doença e todos foram convidados para participar do acompanhamento com o propósito de entender a doença. Alguns não aceitaram, pois não queriam voltar ao hospital, outros optaram por fazê-lo com médicos privados, restando cerca de 800 doentes.

No período de seis meses a um ano, metade deles praticamente se recuperou. Daqueles com queixas relevantes, 80% ou estavam muito desconfortáveis com fadiga, falta de ar, dores no corpo ou sintomas de ansiedade e depressão. Isso indica uma não recuperação e sobrecarga para o sistema de saúde no futuro, pois muitos desses sintomas são incapacitantes, essas pessoas vão precisar de atendimento. Investigando as causas, podem ser problemas neuropsiquiátricos, fraqueza muscular, arritmia cardíaca ou inflamação do pulmão que pode evoluir para fibrose. "Temos feito intervenções e tudo isso é importante acompanhar porque vai impactar a população geral, já que o indivíduo com fraqueza não vai conseguir voltar ao trabalho, com ansiedade e depressão não vai poder voltar a estudar, ou seja, a Covid-19 pode causar problemas por bastante tempo, mesmo naqueles que sobreviveram. Existem estudos em pacientes homens em idade sexualmente ativa que apontam sequência de infertilidade para quem teve Covid-19 grave. Tudo está sendo observado", diz o professor.

Saúde digital

Mesmo com a perspectiva de um legado não muito favorável à saúde pública com as sequelas da Covid-19, a experiência da telemedicina impulsionou o HC a criar uma Diretoria de Saúde Digital com um horizonte de benefícios. Uma das metas é trazer o paciente para o centro, não é ele que vai procurar os médicos e equipe multidisciplinar, como enfermeira, farmacêutico, nutricionista, psicólogo, a proposta é adaptar o sistema para que eles todos estejam disponíveis para o paciente. Assim como é feito no Acompanhamento dos pacientes de Covid-19.

A tecnologia estava disponível e a medicina chegou atrasada, a pandemia deu um empurrão nisso, forçando uma apropriação. Com isso, a meta do HC é chegar de 300 a 400 mil consultas virtuais até o fim de 2023. Em 2019, foram 1,4 milhão de consultas ambulatoriais presenciais. Ao reduzir esse número com a telemedicina são evitados deslocamentos desnecessários. O paciente só vai ao hospital se estiver realmente doente. Estão sendo formatados indicadores que mostram os benefícios para a população, como tempo poupado, quilômetros não rodados, gás carbônico não emitido, até o meio ambiente sai ganhando.

Nessa jornada, o destino é ainda mais arrojado, com a criação de um único prontuário por paciente em qualquer hospital que for atendido e telemonitoramento, com biosensores, como relógios ou anéis, que medem à distância temperatura, pressão, batimentos cardíacos e possibilitam intervenções antes do agravamento da situação, uma medicina preventiva. É algo ainda distante aqui, uma realidade mais próxima de países mais desenvolvidos, mas aos poucos os passos estão sendo dados para esse futuro promissor.

Um deles são os cursos de formação em Saúde Digital que o HC passa a oferecer. O intuito é capacitar outros grupos de médicos para que possam conhecer e implementar em suas regiões os benefícios da telemedicina, possibilitando acesso a mais pessoas ao potencial dessa nova abordagem do paciente.

Gestação segura

Outra referência que une conhecimento durante à pandemia e legado para saúde pública é o programa para atendimento a gestantes que nasceu no HC durante a onda da variante Gamma, a mais destrutiva no Brasil. Por meio de uma plataforma de conexão da primeira variante comparada à variante Gamma, foram percebidos índices de mortalidade e internações crescentes em gestantes. O grupo de Obstetrícia buscou uma solução e montou um programa para atender gestantes e puérperas em ambiente de Unidade de Terapia Intensiva (UTI), juntando médicos de terapia intensiva e obstetras.

O projeto deu certo em São Paulo e chamou atenção do Ministério da Saúde que pediu ao grupo apoio para capacitação de médicos via conexão por telemedicina nas regiões norte e nordeste, onde os casos estavam muito críticos. Em três meses, a mortalidade caiu de cerca 90% para aproximadamente 10%.

A experiência deu origem a algo ainda maior. No fim de 2021, o Ministério da Saúde aprovou um projeto que vai colocar em cada Unidade da Federação um hospital referência para gestante e contratou o grupo do HC para fazer essa conexão por telemedicina com as equipes. "Em outubro de 2022, já estamos atuando em 9 hospitais e a expectativa é chegar a 27. É outro produto que veio da Covid-19, mas agora se expande para atendimento de gestantes com questões relacionadas à aborto, infecção, sangramento, pressão alta, etc. Uma experiência expandida, mais um legado da pandemia", diz o Prof. Dr. Carlos.

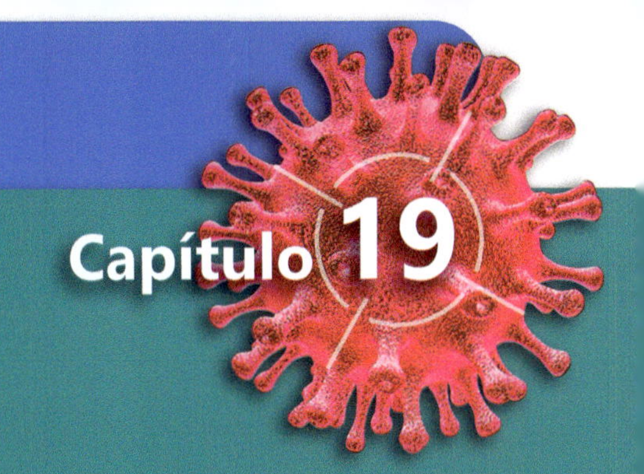

Capítulo 19

O HC em Números

Antonio José Rodrigues Pereira
Eloisa Silva Dutra de Oliveira Bonfá
Aluísio Augusto Cotrin Segurado
Edivaldo Massazo Utiyama

Os relatos da jornada de atendimento dos pacientes da Covid-19 no Instituto Central (IC) deram um panorama de como os profissionais do Hospital das Clínicas (HC) se mobilizaram durante os primeiros meses da pandemia.

Já os números envolvidos nesse cenário de emergência, como a aquisição de equipamentos assistenciais e materiais de higiene, além da condução de obras e manutenção predial, destacam a dimensão do que foi a transformação do instituto.

Mais do que a contratação de novos funcionários e a multiplicação de leitos de Unidade de Terapia Intensiva (UTI), a mobilização para atender as demandas da pandemia envolveu a expansão de todo o sistema de hospitalar.

Espaço de atendimento para pacientes de Covid-19

- 10 andares;
- 700 leitos de internação;
- 300 leitos de UTI,

Para cada leito de UTI

- 1 cama;
- 1 monitor;
- 1 ventilador/carro anestesia;
- 1 desfibrilador;
- 1 equipamento de diálise;
- 7 bombas de infusão;
- 12 tomadas.

Tabela 1. Equipamentos assistenciais antes e durante a pandemia.

Descrição	Antes da pandemia	Durante a pandemia	Aumento
Ventiladores mecânicos não invasivos	143	315	+120%
Monitores multiparamétricos	552	770	+39%
Camas hospitalares	713	929	+30%
Bombas de infusão	1.211	2.437	+101%
Máquinas de hemodiálise	72	103	+43%
Parque total de equipamentos	11.797	13.643	+16%

Fonte: Engenharia Clínica ICHC.

Tabela 2. Consumo médio mensal de materiais antes e durante a pandemia.

Descrição	Antes da pandemia	Durante a pandemia	Aumento
Máscara cirúrgica	58.200	164.840	+183%
Máscara N95	3.330	18.492	+455%
Avental descartável	1.440	204.706	+14.116%
Faceshield	-	1.381	-
Álcool em gel ou espuma (mL)	578.160	3.145.474	+444%
Sabonete líquido (mL)	901.140	1.162.000	+29%

Fonte: Núcleo de Infraestrutura e Logística (NILO) HCFMUSP.

Logística e Hotelaria

- Criação de dois postos de retirada de conjuntos privativos (uniformes para uso no ambiente hospitalar).
- Disponibilização de 67.680 conjuntos privativos (antes da pandemia eram 22.602, ou seja, +224%).
- Oferecimento de 30 quartos de hotel (54 posições) nas proximidades para os funcionários do instituto.

Projetos & Obras e Manutenção Predial

- Locação de 14 geradores para suporte de energia (10 no ICHC e 4 no Prédio dos Ambulatórios). Antes da pandemia, eram 8 (5 ICHC e 3 no Prédio de Ambulatórios), com aumento de cerca de 100% na potência total, de 3.625 kVA para 7.125 kVA.
- Interligação das redes de O_2 e contratação de um tanque adicional, ampliando a capacidade total de 34.137 m^3 para 51.357 m^3 de O_2, suficiente para suportar o consumo mensal que foi de 110.000 para 225.000 m^3, ou seja, +105%.

Tecnologia da Informação

- Aquisição de quase 100 computadores para ativação de novos postos de trabalho.
- Instalação de central de monitoramento por câmeras de segurança, adaptadas para monitoramento de leitos (de unidades de internação convertidas em UTIs), totalizando aproximadamente 60 câmeras (60% provenientes de doação).
- Distribuição de 50 celulares para contato diário do médico com o familiar e 60 tablets para televisita.

- Incorporação de 315 dispositivos móveis nas áreas assistenciais e necessidade de gerenciamento remoto e controle do uso e rastreabilidade.

Recursos Humanos

Contratação de 1.200 novos profissionais de enfermagem.

Tabela 3. Relatório Covid-19, dados atualizados em março de 2023.

Covid-19 no Mundo janeiro/2020 a março/2023	
Total de casos	676.609.955
Total de mortes	6.881.955

Fonte: Johns Hopkins Coronavirus Resource Center, que iniciou a coleta de informações em 22 de janeiro de 2020 e após três anos de rastreamento ininterrupto dos dados do COVID-19 de todo mundo interrompeu as operações do Centro de Recursos do Coronavírus em 10 de março de 2023.

Tabela 4. Covid-19 no complexo HCFMUSP desde março de 2020 a março de 2023.

Covid-19 no HCFMUSP 30/03/20 a 25/03/2023*	N (%)
Total de casos suspeitos**	15.037
Total de casos confirmados**	12.497 (83,1%)
Total de altas**	9.179 (73,4%)
Total de óbitos**	3.288 (26,3%)
Sem desfecho até o momento	30 (0,2%)

*O HCFMUSP é um hospital de alta complexidade, referenciado para atender doentes com COVID-19 na forma grave. **Não foi contabilizado atendimentos no Centro de Atendimento do Colaborador – CeAC.

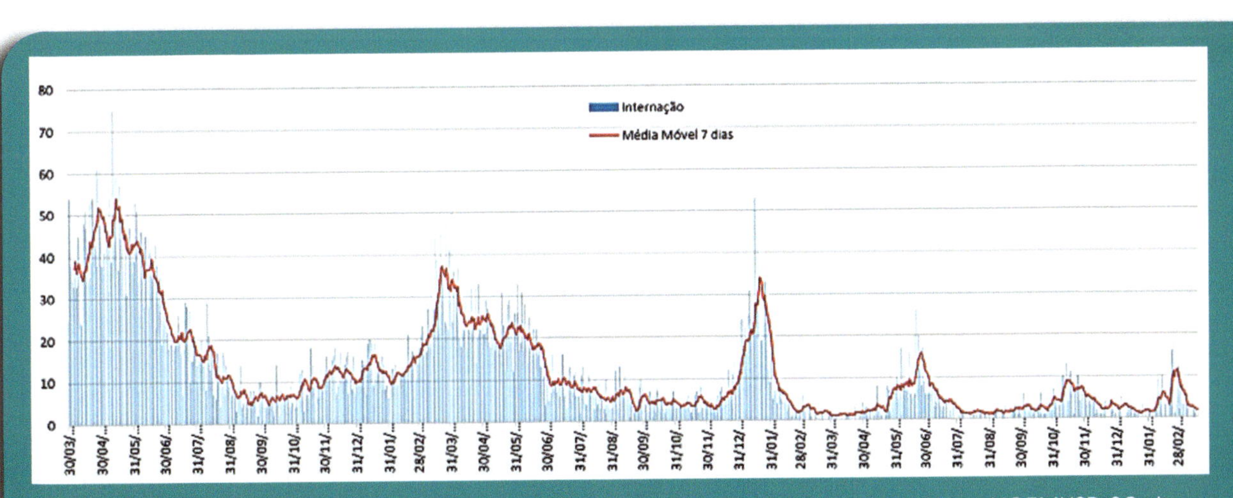

Internações relacionadas à Covid-19, por data de atendimento no Complexo HCFMUSP, 30 de março de 2020- 25 de março de 2023.

Fonte: Os dados para este relatório foram obtidos a partir do SCAE (Sistema de Controle e Acompanhamento de Epidemia), atualizado até 27/março/2023, e são passíveis de revisão, correção e atualização. Para consulta de calendário epidemiológico: http://portalsinan.saude.gov.br/calendario-epidemiologico. Equipe NUVE: Professor Expedito Luna, Lucas Moreira dos Santos, Cleide Lemos de Lima, Luzia Auxiliadora Carelli, Shirley Lopes Dias, Maíra Costa Ferreira, Lucimara de Assis Leoncio, Tamara Nogueira Petroni, Cintia Mendes de Oliveira, Shirley Cristine P. Martins, Thays Tye Takahashi. Colaboração para relatório: Sérgio Roberto de Souza Leão da Costa Campos (IMT-USP).

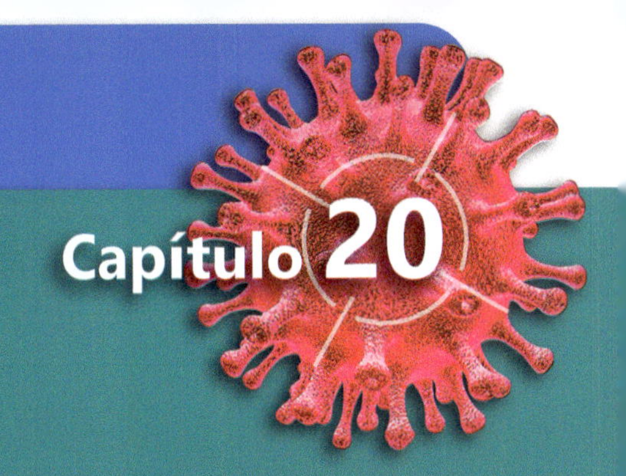

Capítulo 20

Linha do Tempo Covid-19

Surge a Covid-19 em Wuhan, China

Dezembro de 2019

- Síndrome gripal com insuficiência respiratória aguda em frequentadores do mercado.
- Identificação do quadro clínico e das características demográficas associadas à gravidade.
- Medidas para reduzir o contágio: distanciamento social e uso de máscaras.
- 5 a 20% necessitam de internação, destes 20% em UTI.
- Expansão da capacidade de atendimento: leitos hospitalares e de UTI. Busca por equipamentos, materiais, medicamentos e pessoal qualificado.

Organização Mundial da Saúde - OMS

- **30 de Janeiro de 2020** — Declara Estado de emergência de Saúde Pública de Importância Internacional. 19 países acometidos pela Covid-19 e o total de 7.700 casos confirmados no mundo.
- **19 de Janeiro de 2020** — Comitê de Crise do HC em estado de ALERTA.
- **25 de Janeiro de 2020** — Primeiro caso no Brasil.
- **29 de Janeiro de 2020** — Comitê de Crise do HC aciona o PLANO DE DESASTRE.

OMS declara Estado de PANDEMIA

11 de Março de 2020

- 114 países atingidos.
  118 mil casos.
  Mais de 4.200 mortes.
- Em 17 de Março, primeiro óbito no Brasil.
- Ondas de contágio e surgem outras variantes de interesse clínico.

30 de Março de 2020

- ICHC exclusivo para Covid-19 com 300 leitos de UTI, inicia operação de guerra com transferência dos doentes e montagem de estrutura.

30 de Setembro de 2020

- Comitê de Crise HC desativado.

17 de Janeiro de 2021

ANVISA aprova uso emergencial das vacinas

- CORONAVAC, produzida pelo Instituto Butantan e o laboratório chinês SONIVAC.
- Astra Zeneca, desenvolvida pela Universidade de Oxford com a Fiocruz.

6 de Março de 2023

OMS retira o Estado de Emergência de Saúde Pública de Importância Internacional

- No mundo, mais de 7 milhões de mortes e 700 milhões de casos.
- No Brasil, mais de 700 mil mortes e 38 milhões de casos.
- Impactos enormes da PANDEMIA na Saúde: Covid Longa, Doenças Crônicas e Comprometimento da Saúde Mental.
- Impactos Sociais e Econômicos imensuráveis provocados pela PANDEMIA.